Les épidémies racontées par la littérature

Acteurs de la Science

Fondée par Richard Moreau,
professeur honoraire à l'Université de Paris XII
Dirigée par Claude Brezinski et Roger Teyssou

La collection Acteurs de la Science est consacrée à des études sur les acteurs de l'épopée scientifique moderne ; à des inédits et à des réimpressions de mémoires scientifiques anciens ; à des textes consacrés en leur temps à de grands savants par leurs pairs ; à des évaluations sur les découvertes les plus marquantes et la pratique de la Science.

Dernières parutions

Michel ROUFFET, *Mais comment en est-on arrivé là ? La terre de 4000 à 4,5 milliards d'années,* 2016
Roger TEYSSOU, *Jean Wier. Des dieux, des démons, des sorcières,* 2016.
Sofiane BOUHDIBA, *Pavillon jaune, Histoire de la Quarantaine, de la Peste à Ebola,* 2016.
François DEMARD, Pierre MANDRILLON, *Dans l'œil du cyclotron,* 2016.
Gilles GROS, *Pierre Fauchard, ce génie de l'épistémologie en art dentaire,* 2016.
Robert LOCQUENEUX, *L'électricité au Siècle des lumières. Nollet, Franklin & les autres,* 2016.
Jean PERDIJON, *Les physiciens sont-ils des intellectuels ? Petit traité (illustré) de culture physique*, 2016.
Francis WEILL, *Folie du monde et vertige des religions : mémoires d'un vieux médecin,* 2016.
Jean Dominique BOURZAT, *Une dynastie de serruriers à la cour de Versailles. Les Gamain*, 2016.
François TRON, *Maladies auto-immunes. Quand notre système de défense nous trahit*, 2015
Roger TEYSSOU, *Orfila. Le doyen magnifique et les grands procès criminels au XIXè siècle. El decano magnifico*, 2015
Gilles GROS, *Histoire et épistémologie de l'anatomie et de la physiologie en art dentaire, de l'Antiquité à la fin du XXe siècle*, 2015
Simon BERENHOLC, *L'Homme social, à son corps dépendant. Analogies comportementales entre les cellules biologiques et les sociétés humaines*, 2015.

Les épidémies racontées par la littérature

Acteurs de la Science

Fondée par Richard Moreau,
professeur honoraire à l'Université de Paris XII
Dirigée par Claude Brezinski et Roger Teyssou

La collection Acteurs de la Science est consacrée à des études sur les acteurs de l'épopée scientifique moderne ; à des inédits et à des réimpressions de mémoires scientifiques anciens ; à des textes consacrés en leur temps à de grands savants par leurs pairs ; à des évaluations sur les découvertes les plus marquantes et la pratique de la Science.

Dernières parutions

Michel ROUFFET, *Mais comment en est-on arrivé là ? La terre de 4000 à 4,5 milliards d'années,* 2016
Roger TEYSSOU, *Jean Wier. Des dieux, des démons, des sorcières,* 2016.
Sofiane BOUHDIBA, *Pavillon jaune, Histoire de la Quarantaine, de la Peste à Ebola,* 2016.
François DEMARD, Pierre MANDRILLON, *Dans l'œil du cyclotron,* 2016.
Gilles GROS, *Pierre Fauchard, ce génie de l'épistémologie en art dentaire*, 2016.
Robert LOCQUENEUX, *L'électricité au Siècle des lumières. Nollet, Franklin & les autres,* 2016.
Jean PERDIJON, *Les physiciens sont-ils des intellectuels ? Petit traité (illustré) de culture physique*, 2016.
Francis WEILL, *Folie du monde et vertige des religions : mémoires d'un vieux médecin,* 2016.
Jean Dominique BOURZAT, *Une dynastie de serruriers à la cour de Versailles. Les Gamain*, 2016.
François TRON, *Maladies auto-immunes. Quand notre système de défense nous trahit*, 2015
Roger TEYSSOU, *Orfila. Le doyen magnifique et les grands procès criminels au XIXè siècle. El decano magnifico*, 2015
Gilles GROS, *Histoire et épistémologie de l'anatomie et de la physiologie en art dentaire, de l'Antiquité à la fin du XXe siècle*, 2015
Simon BERENHOLC, *L'Homme social, à son corps dépendant. Analogies comportementales entre les cellules biologiques et les sociétés humaines*, 2015.

Norbert Gualde

LES ÉPIDÉMIES RACONTÉES PAR LA LITTÉRATURE

L'Harmattan

Du même auteur

Immunité et humanité: Essai d'immunologie des populations, L'Harmattan, 1995.

Un microbe n'explique pas une épidémie. L'immunité entre Gaia et le chaos, Les Empêcheurs de Penser en Rond, 1999.

Épidémies : La nouvelle carte, Desclée de Brouwer, 2002.

Les microbes aussi ont une histoire, Les Empêcheurs de Penser en Rond, 2003.

Ce que l'humanité doit à la femme, Le Bord de l'Eau, 2004.

Comprendre les épidémies : La coévolution des microbes et des hommes, Les Empêcheurs de Penser en Rond/Le Seuil, 2006.

Resistance: The Human Struggle Against Infection, Dana Press, 2006.

L'épidémie et la démorésilience. La résistance des populations aux épidémies, L'Harmattan, 2011.

5-7, rue de l'Ecole-Polytechnique, 75005 Paris

http://www.harmattan.fr
diffusion.harmattan@wanadoo.fr
harmattan1@wanadoo.fr

ISBN : 978-2-343-10402-7
EAN : 9782343104027

Introduction

Durant le dernier quart du vingtième siècle et au début du vingt-et-unième siècle le monde a connu la survenue d'épidémies[1] nouvelles laissant, au moins à leurs débuts, les médecins impuissants et les populations dans le désarroi. Citons les faits les plus marquants : en 1976 le virus Ebola apparaît et fait des ravages dans le territoire de la rivière dont il est devenu éponyme. La même année des clients d'un hôtel de Philadelphie découvrent à leurs dépends les méfaits d'une bactérie alors inconnue, la *legionella*, squattant le système de climatisation. En 1997 la grippe aviaire frappe oiseaux et humains à Hong Kong puis réapparaît sur le même territoire en 2003. La nouvelle offensive du virus grippal H5N1 succédait de peu à l'agression de la Chine par un coronavirus alors inconnu, responsable du SRAS[2] et pour cela dénommé SRAS-CoV[3]. Le virus nouveau du vingt-et-unième siècle précéda à peine un autre virus grippal dit H1N1, celui de la grippe porcine. N'omettons pas dans cette morbide succession le dramatique virus de l'immunodéficience humaine, responsable du sida, le VIH, bien que présent chez l'homme au moins dès 1959 ne se révéla par la pandémie que nous connaissons qu'à partir de 1981.

---

[1] Nous considérerons comme épidémie toute augmentation du nombre de nouveaux cas d'une maladie transmissible survenue pendant une période de temps délimité au sein d'une population donnée. Selon Czernichow P et *al*. *Épidémiologie*. Masson 2001, 464 p.

[2] Syndrome Respiratoire Aigu Sévère.

[3] SRAS-Coronavirus.

Les successions de ces pestes[4] ont été suivies de la parution de nombreux ouvrages consacrés aux maladies contagieuses frappant les populations. Les écrits en question, qu'ils soient didactiques, dévolus à des spécialistes ou destinés à des lecteurs curieux et souvent éclairés ont pour auteurs des professionnels érudits pour la plupart membres de *l'alma mater*. Il s'agit de recueils se caractérisant généralement par l'influence sur leur contenu thématique de la discipline d'appartenance de leurs rédacteurs qu'ils soient historiens, médecins, épidémiologistes, sociologues, etc. Il va de soi qu'une épidémie n'est pas décrite de façon semblable par un historien ou par un sociologue. Les narrations des agressions épidémiques, de leurs causes et de leurs conséquences, rapportées dans les ouvrages savants, en principe avec exactitude, sont considérées ainsi que d'incontestables vérités historiques et scientifiques mais elles sont habituellement racontées au travers du prisme professionnel de leurs auteurs. En d'autres termes le savant raconte l'épidémie au reflet de sa spécialité académique ce qui ne veut pas dire qu'il la décrit mal.

Toutefois, les universitaires, doctorants ou ceux dont le métier est de prêter attention aux problèmes de santé ne sont pas, et c'est heureux, les seuls à avoir produit des textes traitant des pestes ainsi que cela se disait autrefois. Les bibliothèques sont riches d'ouvrages dont les épidémies sont le thème ou un des thèmes d'œuvres littéraires d'imagination. On peut découvrir dans les fonds

[4] Le terme de peste étant ici pris au sens générique de fléau dû à des micro-organismes mais le mot venant du latin *plaga* (coup, blessure) a été utilisé métaphoriquement pour désigner de graves calamités collectives. Aux pestes nouvelles les plus connues on peut associer la forme également nouvelle de maladie de Creutzfeldt-Jakob due à un prion ainsi que les nouvelles fièvres hémorragiques, le Chikungunya, le virus Zika, etc.

de collections récentes ou anciennes des écrits romanesques exposant les aventures, souvent les mésaventures, de héros confrontés aux atteintes par des microorganismes délétères.

Au sujet des épidémies nous pouvons nous poser la question de savoir ce que valent en matière de vérité les œuvres des littéraires, celles des philosophes, ou certaines écritures dites sacrées lorsqu'elles sont comparées aux productions écrites des experts de la pathologie infectieuse quelques soient leurs appartenances académiques. *A priori* on sera enclin à penser que les premiers abordent le sujet légèrement ou métaphoriquement sans réel souci d'exactitude, animés plus par des désirs d'esthétique littéraire que de vérité factuelle alors qu'en rapprochement les tableaux des représentations produites par les auteurs de l'Université sont considérés comme exacts, précis et débarrassés de toute fioriture de style, de toute tournure de phrase superflue égarant un écrit scientifique. Nous considérons qu'il s'agit là, à n'en pas douter, de la simplification d'une réalité plus complexe.

Si nous examinons les compositions littéraires nous observons que souvent leurs recensions d'histoires [5] épidémiques transformées en matériau romanesque sont, par certains côtés, disons au moins le côté du vécu, celui du réalisme de la description, plus authentiques, plus détaillées que les textes d'historiens avérés. Cela peut s'expliquer par le fait que le langage scientifique possède des limites, des bornes posées par les préconçus des auteurs. Pour David Locke[6] :

---

[5] Entendons par histoires les récits d'actions, d'événements réels attachés aux épidémies.

[6] Né en 1929, Davis Locke est professeur de littérature à l'université de Yale. Il a critiqué l'authenticité de la littérature scientifique.

« La science traditionnelle a une vue du caractère représenté par son discours qui doit être contestée. Une telle représentation n'est pas, comme la vision traditionnelle le soutiendrait, l'image verbale d'un préexistant extérieur mais plutôt une formulation conventionnelle d'un "réel" contextualisé, une représentation d'un concept, et non une représentation d'un réel[7] ».

L'historien Paul Veyne[8] spécialiste de l'antiquité romaine nous propose une observation proche de celle de David Locke :

« *L'histoire demeure fondamentalement un récit et ce que l'on nomme explication n'est guère que la manière qu'a le récit de s'organiser en une intrigue compréhensible* [...]. *Puisque telle est la quintessence de l'explication historique, il faut convenir qu'elle ne mérite pas tant d'éloges et qu'elle ne se distingue guère du genre d'explication qu'on pratique dans la vie de tous les jours ou dans n'importe quel roman ou l'on raconte cette vie*[9] ».

Il est vrai que le terme histoire est polysémique, il désigne à la fois les faits du passé et la façon dont on les raconte. En somme l'historien qui retrace aujourd'hui ce qui est arrivé antérieurement accomplit peu ou prou une œuvre littéraire mais dans les limites d'une rigueur scientifique qui parfois ne peut être qu'incertaine. Qui peut nous dire précisément, avec certitude, combien de morts causa la grippe espagnole de 1918 -1919 ? La

---

[7] P. 35, in Locke David Millard. *Science as writing*. Yale University Press 1992, 250 p.

[8] Paul Veyne est un historien né en 1930. Ancien normalien et professeur au Collège de France il est un spécialiste de l'antiquité romaine.

[9] Pp. 67-71, in Paul Veyne. *Comment on écrit l'histoire. Essai d'épistémologie*. Seuil 1971, 438 p.

réponse est simple : personne[10], réponse qui s'accorde avec les propos de David Locke :

« *L'histoire que la science raconte est une histoire vraie mais ce n'est jamais la vraie histoire et c'est toujours une histoire* ».

Pour l'historienne Martine Fournier un des plus fameux, sinon le plus célèbre de ses prédécesseurs, Jules Michelet, dans la préface de son *Histoire de France* rédigée en 1869, "*se pose en véritable inventeur de l'histoire* [11] ". Pour Nicolas Journet, il y a lieu de s'interroger si Michelet fut un historien ou un mythomane, s'il a écrit un "*roman national*" en créant des légendes au détriment de l'histoire et si :

« *Malgré son travail sur les archives, Michelet, emporté par ses convictions a pris des libertés avec les faits*[12] ».

Erich Auerbach [13] exprime également un avis mesuré sur les récits des historiens :

« *Écrire l'histoire est une entreprise si ardue que la plupart des historiens se voient contraints de faire des concessions à la technique de la légende*[14] ».

Nous pouvons adjoindre en miroir à ces formes plus ou moins atténuées de désaveux des textes

---

[10] Les nombres de morts publiés peuvent différer d'une dizaine de millions selon les auteurs !

[11] Fournier Martine. *Jules Michelet (1798-1874). L'invention de l'histoire nationale*. Sciences Humaines. 2015 ; Hors Série 20 : 8-9.

[12] Journet Nicolas. *Jules Michelet, historien ou mythomane ?* Sciences Humaines. 2015 ; Hors Série 20 : 9.

[13] Critique littéraire et philologue allemand.

[14] Auerbach Erich. *Mimésis. La représentation de la réalité dans la littérature occidentale.* (*Mimesis. Dargextelle Wirklichkeit in der abendländischen literatur.* Traduction Cornélius Heim). Gallimard 1968. 559 p.

scientifiques d'historiens l'apologie de la littérature que fait l'écrivain et philosophe George Steiner[15] abondant avec son style brillant dans le sens de Paul Veyne. En effet, lorsqu'il écrit au sujet de l'apport de la littérature à la connaissance des sciences de l'homme, voici ce que nous dit George Steiner :

« *Bien qu'elles détiennent un inépuisable pouvoir de fascination et une grande beauté, les sciences naturelles et les mathématiques ne présentent que rarement un intérêt fondamental. Je veux dire qu'elles n'ont contribué que très peu à la connaissance et à la maitrise de nos limites ; il y a, indéniablement, une vision plus aigüe de l'homme dans Homère, Shakespeare ou Dostoïevski que dans l'ensemble des statistiques ou de la neurologie. On n'a rien découvert en génétique qui contredise ou surpasse ce que Proust savait de la fatalité et du poids de l'hérédité ; chaque fois qu'Othello nous remet en mémoire la rouille qu'apporte la rosée au brillant de la lame, la réalité éphémère dont nos vies sont pétries s'impose à nous avec une intensité à laquelle les démonstrations ou les projets de la physique ne peuvent atteindre. Aucune évaluation sociométrique de l'ambition ou des manœuvres politiques ne tient devant Stendhal. Et c'est précisément l'objectivité, la neutralité éthique dont elles se glorifient, par lesquelles elles arrachent d'éclatantes victoires collectives qui excluent les connaissances scientifiques du domaine du vrai savoir*[16] ».

---

[15] George Steiner est un érudit né à Paris puis ayant vécu aux Etats-Unis d'Amérique, en Angleterre et en Suisse. Il est la figure emblématique de l'Européen intellectuel polyglotte, défenseur de la culture gréco-latine. Il a également été marqué par l'histoire de la shoah. Il a enseigné la littérature comparée à Cambridge et Genève.

[16] *Vers une culture plus humaine*. P. 11, in George Steiner. *Langage et silence*. (*Language and Silence*. Traduction de Louis Lotringer). Les Belles Lettres 2010, 304 p.

George Steiner dit vrai et, après tout, chez les Grecs anciens, poètes et penseurs étaient confondus et la pensée philosophique des seconds était chantée par les premiers qui le plus souvent étaient les mêmes. Pour quelle(s) raison(s) les romanciers se verraient-ils interdits d'écrire l'histoire ?

Inspirées de ces lignes les pages suivantes proposent une anthologie, le terme étant entendu en tant que choix, de textes littéraires ou philosophiques traitant des épidémies et apportant un éclairage souvent indubitable, une vérité tangible qui peut de façon parfaitement acceptable se joindre à la vérité des chroniqueurs scientifiques. Précisons ici que si le vocable emprunté au mot grec *anthologia* désignait un recueil de fleurs, aujourd'hui anthologie indique une réunion d'écrits choisis de façon discrétionnaire pour leurs qualités. En conséquence constituer une anthologie, cela revient à faire un choix, par principe un acte volontaire et libre dans la mesure où une décision puisse l'être. Une anthologie des textes littéraires consacrés aux épidémies est bien une sélection forcément arbitraire de documents consacrés aux divers facteurs reconnus en tant que partenaires circonstanciels dans l'apparition et l'évolution des épidémies[17].

Ont volontairement été écartés, à de très rares exceptions se justifiant par des nécessités documentaires,

---

[17] « *La constitution d'un corpus documentaire (des épidémies) requiert la mise en œuvre d'une méthodologie rigoureuse et reproductible, mais elle impose aussi de faire des choix* ». P. 30, in Coste Joël. *Représentations et comportements en temps d'épidémie dans la littérature imprimée de peste (1490-1725)*. Honoré Champion Éditeur 2007, 837 p.

tous les ouvrages, essais, chroniques, rapports savants, didactiques, pédagogiques voués aux épidémies au bénéfice d'écrits romanesques dont le fait épidémique peut n'être parfois qu'un événement adventice dans la narration. En somme, à l'histoire scientifique nous avons conventionnellement préféré l'histoire romanesque. À l'Histoire commentée par Paul Veyne, celle des universitaires, nous nous proposons d'adjoindre, sans l'opposer à la précédente, mais disons à la manière de complément, l'histoire vantée par George Steiner.

Dans notre choix littéraire nous nous sommes autorisés des exceptions, celles entre autres d'écrits philosophiques de penseurs n'étant pas *es* qualité des experts de maladies épidémiques mais dont les réflexions sur les notions d'immunité s'accordent avec ce que nous savons de l'installation d'une immunité des populations ou démorésilience telle qu'elle s'observe au décours des épidémies. Afin de rendre plus explicite le déroulement de certaines épidémies et/ou les particularités épidémiologiques, sociales, démographiques des agressions infectieuses nous avons adjoint aux textes des auteurs choisis des explications, parfois sous forme de notes liminaires, plus formelles destinées à mieux informer le lecteur.

En accord avec ce qui précède, il s'est agi d'une prospection dans la littérature romanesque ou autobiographique (et aussi dans certains écrits philosophiques et religieux) de textes décrivant les circonstances, événements, accidents, épisodes délétères, à propos d'épidémies en tant que thème principal ou secondaire, de maladies transmissibles réelles, connues pour être formellement situées dans le temps et dans l'espace. Furent exclus de notre propos toutes les épidémies fantasmagoriques, fabuleuses et régulièrement invraisemblables des romans de science-fiction, toutes les histoires dont la représentation, même d'une remarquable qualité littéraire, dépasse le réalisme. Ce fut le cas à titre d'exemple de "*L'aveuglement*" de José Saramago, qui est celle d'une maladie imaginaire[18] de même que, révérence parler, de la fiction "*Rhinocéros*" d'Eugène Ionesco. L'épidémie de « rhinocérite » qui métamorphose tous les habitants d'une ville en rhinocéros, en dépit de ce qu'elle apporte de formidable à l'analyse du comportement humain lors de circonstances extraordinaires, pareillement à toute autre épidémie imaginaire à l'agent infectieux inventé et fictif, a été écartée de notre intention. Les exceptions à notre choix d'épidémies sont tout d'abord *La Peste* d'Albert Camus, récit fictif car il n'y a jamais eu de peste à Oran au moment où est raconté le roman qui est la narration d'une maladie épidémique existant encore de nos jours. Par ailleurs dans le roman considéré en tant qu'une allégorie de l'occupation nazie de la France nous trouvons dans le texte une vérité des connaissances des hommes et de leurs comportements lors de la catastrophe microbienne qui en font tout l'intérêt. La deuxième exception est *La Peste Écarlate* de Jack London qui décrit remarquablement la peur au cours d'une épidémie, enfin, *Cent ans de solitude* de Gabriel Garcia Marquez, épidémie dont l'agent fictif fait songer dans sa fiction, sans doute par pur hasard, à un prion[19].

---

[18] Une épidémie se propage à travers un pays dont les habitants sont brutalement frappés de cécité. Tout le monde est atteint par la "*blancheur lumineuse*" qui conduit les hommes et femmes à adopter des agissements frustes, primaires. L'aveuglement sert de métaphore à l'occasion d'aventures vécues par les victimes de l'épidémie qui parviendront à abandonner les attitudes primitives pour des manières plus solidaires.

[19] Un prion est une particule protéique infectieuse qui, contrairement aux autres microorganismes est dépourvue d'ADN et d'ARN.

Thucydide est le seul historien dont nous mentionnons les écrits, à cela au moins deux raisons. Tout d'abord le grand athénien ne fut pas qu'un historien mais avant tout un homme politique témoin de son temps qui fut lui même atteint par le germe en cause lors de l'épidémie qu'il a décrite. La seconde raison est une conséquence de la première, Thucydide est l'aïeul des écrivains de la peste et Procope et Lucrèce qui le suivirent dans la chronologie de l'histoire s'inspirèrent de ce qu'avait produit avant eux le Grec devenu un peu leur maître. Enfin, ultime accroc à notre règle, notre ouvrage s'achève par l'évocation de trois œuvres théâtrales symboliques dont *Le théâtre et son double* d'Antonin Artaud, *L'état de siège* d'Albert Camus,, et *L'épidémie* d'Octave Mirbeau. Ce sont des œuvres où l'épidémie sert d'étançon, d'arc-boutant, à l'expression par leurs auteurs de la façon dont ils perçoivent un type de société, une institution, les comportements de leurs semblables lors de situations exceptionnelles.

Il ne s'agira pas de disséquer de façon exhaustive le contenu allégorique, symbolique de chacun des extraits mentionnés, soit plus de deux cents, dont certains forts brefs. Dans la majorité des cas cela a été accompli par des lettrés polymathes et de grande compétence. Si nous prenons à type d'échantillon *La Peste* d'Albert Camus, il est connu que l'ouvrage a déjà fait l'objet d'abondants commentaires et parmi les plus récents ceux donnés par un philosophe qui a évoqué les aspects symboliques du récit de l'enfant de Mondovi[20], et par une doctorante ayant

[20] Pp. 310-347, in Onfray Michel. *L'ordre libertaire. La vie philosophique d'Albert Camus*. Flammarion 2012, 797 p.

consacré son travail à l'imaginaire dans les récits épidémiques *camusiens*[21].

La présente anthologie constitue donc un corpus de deux cent soixante-douze extraits de textes produits par plus de quatre-vingt-quatorze auteurs ayant abordé les problèmes des épidémies. Certains de ces auteurs ont été parfois à l'origine de textes différents et de natures diverses tel Albert Camus écrivant d'abord une fiction romanesque (*La Peste*) puis une pièce de théâtre (*L'état de siège*) dont la peste est l'argument. Les morceaux choisis sont des écrits d'auteurs français, francophones ou traduits en français (de l'anglais, de l'espagnol, de l'italien, du portugais, du russe, du polonais, de l'argentin, etc.). Nous avons recherché des descriptions littéraires de vérité des épidémies ou s'approchant au plus près de ces vérités. On remarquera que les épisodes sélectionnés, même passés au blanchet de l'imaginaire de chaque auteur, témoignent pour la plupart d'expériences ou de faits attestés mais souvent escamotés voire omis dans les ouvrages didactiques ou documentaires à l'exemple des problèmes du déni, des boucs émissaires, des odeurs ou des couleurs par exemple.

Finalement, l'appel aux hommes de lettres nous paraît en accord avec ce qu'écrivait Aldous Huxley au sujet de la littérature et de la science :

« *L'homme de science observe les plus générales parmi ses expériences vécues, et prend note de celles d'autrui ; les réduit en concepts au sein d'un langage*

---

[21] Palud Aurélie. *La contagion des imaginaires : lectures camusiennes du récit d'épidémie contemporain.* Thèse de Littérature. Université de Rennes 2 2014, 502 p.

donné verbal ou mathématique, commun aux membres de son groupe culturel. [...] À sa façon, l'homme de lettres est aussi celui qui observe, met en ordre et communique les expériences les plus générales, les siennes comme celles d'autrui, correspondant à des phénomènes qui se déroulent dans le monde de la nature, de la culture et du langage. Vues sous un certain angle, ces expériences constituent la matière première de bien des branches de la science ; elles sont aussi la matière première de nombreux poèmes, drames et essais[22] ».

Terminons par les remarques de l'historien Yves-Marie Bercé spécifiquement à propos des épidémies de peste :

« *Pendant au moins quatre siècles, les épidémies de peste ont imposé leur marque cruelle aux destins de l'Europe. Pourtant les historiens n'en ont guère tenu compte ; ils ont rédigé et continuent de composer leurs chroniques politiques ou culturelles de l'époque moderne presque sans citer les épisodes les plus meurtriers, comme si la peste, ou même toutes les maladies infectieuses, n'avaient jamais influé sur les aventures humaines*[23] ».

---

[22] P. 13, in Huxley Aldous. *Littérature et Science.* (*Literature and Science* Traduction Jacques Hess) Plon 1966, 195 p. Aldous Leonard Huxley (1894-1963) fut un romancier et essayiste britannique. Il est particulièrement connu pour avoir écrit « *Le Meilleur des Mondes* » en 1931.

[23] Bercé Yves-Marie in p. 7 in Coste Joël. Coste Joël. *Représentations et comportements en temps d'épidémie dans la littérature imprimée de peste (1490-1725).* Honoré Champion Éditeur 2007, 837 p.

Les épidémies racontées dans les livres sacrés et la mythologie

Les épidémies racontées dans les livres sacrés

Tout d'abord il n'est pas inutile de mentionner que précédant la littérature romanesque ou scientifique, les livres sacrés évoquaient déjà les maladies épidémiques et que les textes sacrés ont eu un ascendant sur bien des œuvres profanes. On a souvent et longtemps cru que les épidémies étaient annoncées par les livres sacrés. Certains le croient encore. Le grand microbiologiste américain Joshua Lederberg, prix Nobel de médecine en 1958 et conseiller du président Bill Clinton, sensible au texte du Testament, écrivit : "*Nous n'avons jamais été aussi vulnérables*[24] ». Le savant considérait le virus grippal comme un danger majeur pour l'humanité et à la lumière de ce qu'avait provoqué la pandémie de grippe espagnole craignait une pandémie exceptionnelle en n'hésitant pas à évoquer le discours eschatologique de Matthieu (« *L'achèvement du système des choses* ») comme prémonitoire :

« *Et, comme il était assis sur le mont des oliviers, les disciples s'approchèrent de lui, en particulier, et demandèrent "Dis-nous quand cela aura lieu, et quel sera le signe de ton avènement et de la fin du monde"* ». *(Matthieu 24,3).*

Dans les ouvrages traitant du divin les épidémies sont mentionnées en tant que faits d'un dieu tout puissant sans allusion aux faits infectieux es qualité. Les épidémies

---

[24] Lederberg Joshua. *Infection emergent.* The Journal of the American Medical Association. 1996; 275: 244-58.

des livres sacrés frappent impitoyablement, souvent pour châtier, ceux qui ont transgressé les lois divines ou se sont opposés aux décisions du divin. Nous trouvons dans les écrits bibliques par exemple des mentions d'afflictions que nous pourrions qualifier d'historiques, d'épidémies « modèles ». Pour certaines de ces épreuves infligées aux hommes on a évoqué des épidémies connues, par exemple la variole :

« *Gens et bêtes furent couverts d'ulcères bourgeonnant en pustules* ». (*Exode 9-10 VI. Les ulcères*).

Le fait que les animaux aient été frappés d'un mal maintenant éradiqué par la vaccination mais semblable à celui qui affecta les humains durant des siècles ne pouvait être la variole. Certes Philon d'Alexandrie[25], émissaire juif auprès de Caligula décrivit ce qui fut la sixième plaie d'Égypte sous la forme d'une éruption de pustules confluents en masse réparties sur le corps et les membres c'est-à-dire d'aspect ubiquitaires à l'exemple de la variole mais la petite vérole de nos ancêtres ne fut jamais une zoonose. Il faut savoir en effet que la variole ne frappe que les hommes car le réservoir du virus est l'espèce humaine exclusivement et la variole humaine épargne les animaux. Par conséquent nous ignorons ce que fut cette étrange épidémie sinon une curieuse zoonose que beaucoup considérèrent d'origine sacrée.

Deux autres épidémies sont particulièrement évoquées dans les livres saints. Il s'agit en tout premier de la peste dont la Bible mentionne un certain nombre de survenues entre autres celle dite des Philistins. À propos de cette épidémie emblématique, l'Ancien Testament signalait déjà l'incroyable mortalité que les littérateurs

---

[25] Philosophe juif du début du christianisme, il essaya d'accorder foi juive et philosophie grecque.

profanes souligneront plus tard au sujet des épidémies historiques :

« *Gad se rendit chez David et lui notifia ceci : "Faut-il que t'adviennent trois années de famine dans ton pays, ou que tu fuies pendant trois mois dans ton pays devant ton ennemi qui te poursuivra, ou qu'il y ait pendant trois jours la peste dans ton pays ?" David choisit la peste ! Yahvé envoya la peste en Israël depuis le matin jusqu'au temps fixé, le fléau frappa le peuple et soixante-dix mille hommes du peuple moururent* ». (*Deuxième livre de Samuel 24 12-13*).

Nous trouvons ici la répétition du nombre trois repris souvent dans la Bible nombre associé aux maux retrouvés dans l'Apocalypse ou les cavaliers ont pouvoir :

« *D'exterminer par l'épée, par la faim, par la peste, et par les fauves de la terre* ». (*Apocalypse 6 1-7*).

On peut s'interroger sur le fait que parce qu'il a offensé Dieu ce sont les sujets de David qui sont châtiés à sa place. Il s'agit là d'une mortalité par volonté suprême que David a préférée à la famine ce qui relativise le niveau de crainte de l'épidémie en regard de la carence alimentaire. Dieu avait prévenu :

« *Et si cela ne vous corrige point, et si vous vous opposez toujours à moi, je m'opposerai, moi aussi, à vous, et de plus je vous frapperai, moi, au septuple pour vos péchés. Je ferai venir contre vous l'épée qui vengera l'Alliance. Vous vous grouperez alors dans vos villes, mais j'enverrai la peste au milieu de vous et vous serez livrés au pouvoir de l'ennemi* ». (*Lévitique 26 23-25*).

Rien dans les deux extraits qui précèdent ne permet de reconnaître la peste. La grande mortalité n'est pas spécifique des pestiférés et le texte de l'Ancien Testament est pour le moins dépouillé d'information clinique. Aucun des symptômes de la maladie n'est mentionné. S'agit-il vraiment de la peste, de la vraie peste, celle due au bacille de Yersin ou plutôt d'une « peste » au sens de calamité microbienne ? Nous l'ignorons. Peste due à *Yersinia pestis*[26] ou peste métaphore, il est clair que le terme revient régulièrement dans la Bible, tel un leitmotiv, à l'instar d'un attribut matériel utilisé par la vengeance, par la colère divine. La peste vengeresse est citée dans le Pentateuque, mais également par les prophètes Samuel et Jérémie ainsi que par le « petit » prophète Habacuc :

« Et je ferai venir sur vous l'épée, qui vengera mon alliance ; quand vous vous rassemblerez dans vos villes, j'enverrai la peste au milieu de vous, et vous serez livrés aux mains de l'ennemi ». (Lévitique 26 25).

« Et l'Éternel dit à Moïse : Jusqu'à quand ce peuple me méprisera-t-il ? Jusqu'à quand ne croira-t-il pas en moi, malgré tous les prodiges que j'ai faits au milieu de lui ? Je le frapperai par la peste, et je le détruirai... ». (Nombres 14 11-12)

« L'Éternel attachera à toi la peste, jusqu'à ce qu'elle te consume dans le pays dont tu vas entrer en possession ». (Deutéronome 28 21)

« L'Éternel envoya la peste en Israël, depuis le matin jusqu'au temps fixé ; et, de Dan à Beer-Schéba, il mourut soixante-dix mille hommes parmi le peuple ». (2 Samuel 24 15)

« Quand je fermerai le ciel et qu'il n'y aura point de pluie, quand j'ordonnerai aux sauterelles de consumer le pays, quand j'enverrai la peste parmi mon peuple... ». (2 Chroniques 7 13)

« Puis je combattrai contre vous, la main étendue

---

[26] Agent microbien de la peste.

et le bras fort, avec colère, avec fureur, avec une grande irritation. Je frapperai les habitants de cette ville, les hommes et les bêtes ; ils mourront d'une peste affreuse ». (Jérémie 21 5-6)

« Les prophètes qui ont paru avant moi et avant toi, dès les temps anciens, ont prophétisé contre des pays puissants et de grands royaumes la guerre, le malheur et la peste ». (Jérémie 28 8)

« De même que ma colère et ma fureur se sont répandues sur les habitants de Jérusalem, de même ma fureur se répandra sur vous, si vous allez en Égypte... Sachez maintenant que vous mourrez par l'épée, par la famine ou par la peste, dans le lieu où vous voulez aller pour y demeurer ». (Jérémie 42 17-18)

« Un tiers de tes habitants mourra de la peste et sera consumé par la famine au milieu de toi ; un tiers tombera par l'épée autour de toi ; et j'en disperserai un tiers à tous les vents, et je tirerai l'épée derrière eux ». (Ézéchiel 5 12)

« Devant lui marche la peste, et la peste est sur ses traces... ». (Habacuc 3 5)

Dans les extraits cités, on remarque que la mention de la peste est associée aux termes vengeance, frapper, détruire, malheur, mourir.

Bien que la peste ne soit pas explicitement citée dans le Coran, les exégètes s'accordent à y reconnaître des allusions claires :

« *N'en as-tu pas vu sortir de leurs demeures par milliers, redoutant la mort ? Dieu leur dit : " Mourez ", puis les fit vivre. Dieu est plein de grâce envers les hommes, mais la plupart n'en ont aucune gratitude*[27]... ».

Il s'agirait là de l'évocation d'une épidémie de peste qui aurait frappé le peuple d'Israël[28] telle que la mention :

« *Pourtant, quand sur eux s'abattit la fureur, ils dirent : « Moïse invoque pour nous ton seigneur, en vertu du pacte qu'il t'a consenti. Si sur nous tu dissipes la fureur, Oh oui ! nous te croirons, et renverrons avec toi les fils d'Israël*[29] », et « *Dieu lui infligea le châtiment majeur*[30] ».

Pourquoi le Coran ne cite-t-il pas nommément la peste ? Nous ne connaissons pas la réponse. Par ailleurs le prophète Mohamed déclinait la notion de contagion alors que l'idée de transmission était acceptée par les Arabes préislamiques et même dans les premiers temps de l'Islam[31]. Pour le Coran comme pour la Bible, l'épidémie c'est Dieu qui punit.

La lèpre est également abordée dans la Bible, la maladie se présente pareille à une impureté que miraculeusement le Christ eut la vertu d'éliminer :

« *Quand il fut descendu de la montagne, les foules nombreuses se mirent à le suivre. Or voici qu'un lépreux*

---

[27] *Le Coran* II La vache (Traduction Jacques Bercque). Albin Michel 2001, 844 p.

[28] Marie-Hélène Congourdeau, Mohammed Melhaoui. *La perception de la peste en pays chrétien byzantin et musulman*. Revue des études byzantines. 2002 ; 59 : 95-124.

[29] *Le Coran*. VII. *Les redans (Al Araf). 134*

[30] *Le Coran*. LXXXVIII. *L'occultante. 24*

[31] Lawrence I Conrad. 4. *Epidemic disease in formal and popular thought in early Islamic society*. P. 82, in Terence Ranger & Paul Slack (Edit). *Epidemics and ideas. Essays on the historical perception of pestilence*. Cambridge University Press 1995, 356 p.

s'approcha et se prosterna devant lui en disant "Seigneur, si tu veux, tu peux me purifier". Il étendit la main et le toucha en disant : "Je le veux, sois purifié". Et aussitôt sa lèpre fut purifiée. Et Jésus lui dit : "Garde toi d'en parler à personne, mais va te montrer au prêtre et offre le don qu'a prescrit Moïse : ce sera une attestation" ». (*Matthieu 8 2-4*)

Cette citation de l'Évangile de Matthieu mentionne un fait sur lequel nous reviendrons, celui de l'appel au sacré dans le but d'éradiquer une agression dévastatrice. Cela dit, les références à la lèpre sont nombreuses dans le Testament :

« *Yahvé dit encore : "Mets ta main dans ton sein". Il mit la main dans son sein, puis la retira, et voici que sa main était lépreuse, blanche comme neige. Yahvé lui dit : "Remets ta main dans ton sein". Il remit la main dans son sein puis la retira de son sein, et voici qu'elle était redevenue comme la reste de son corps. "Ainsi, s'ils ne te croient pas et ne sont pas convaincus par le premier signe, ils croiront à cause du second signe..."* ». (*Exode 4 6-8*)

Le texte sacré souligne une des premières manifestations cliniques de la lèpre qui est l'apparition d'une dépigmentation de la peau et souligne également que le lépreux avéré sera dorénavant un banni, hors de la société des hommes :

« *Lorsqu'apparaitra sur un homme un mal du genre lèpre, on le conduira au prêtre. Le prêtre l'examinera, et s'il constate sur la peau une tumeur blanchâtre avec blanchissement du poil et production d'un ulcère, c'est une lèpre invétérée sur la peau. Le prêtre le déclarera impur* ». (*Lévitique 13B Lèpre invétérée*) « *Le lépreux atteint de ce mal portera ses vêtements déchirés et ses cheveux dénoués ; il se couvrira la moustache et il criera "Impur !" Tant que durera son mal, il sera impur et, étant impur, il demeurera à part : sa demeure sera hors de camp* ». (*Lévitique 13G Statut du lépreux*)

Nous découvrons ici un embryon de description clinique de la maladie avec le sujet à la peau dépigmentée.

Plus tard une légende du Moyen Âge inspirée par la Bible signale une autre circonstance de guérison miraculeuse que nous rappelle Dante :

« *Mais comme Constantin fit venir Silvestre du haut du Soratte pour guérir la lèpre*[32] ».

Constantin atteint de la lèpre aurait eu une vision des apôtres Pierre et Paul qui lui conseillaient d'envoyer chercher le pape Sylvestre caché sur le mont Soracte, près de Rome, pour fuir les persécutions. Sylvestre guérit Constantin et le baptisa[33].

La différence entre les mentions bibliques de la peste et de la lèpre tient au fait que la première des affections est évoquée dans le cas d'épidémies ravageuses alors que pour la seconde (qui existait probablement sous forme d'épidémies ou d'endémies[34]) il n'est signalé que des cas individuels. Il est vrai qu'à la différence de la peste la lèpre ne frappait pas vite et fort. En fait les livres sacrés mentionnent essentiellement, sinon exclusivement deux épidémies qui accompagnèrent l'humanité probablement

---

[32] L'enfer XXVII in Dante Alighieri. *La divine comédie. I. Enfer.* (Traduction Jacqueline Bisset) Flammarion 2010, 628 p.

[33] Le mont Soracte (en latin *mons Soracte* ou *Sorax* d'après Pline l'Ancien ; en italien *Monte Soratte*) est une montagne isolée de la vallée du Tibre, de 691 m d'altitude, qui se dresse exactement 50 km au nord de Rome dans la Campagne romaine, à environ huit kilomètres au sud de Civita Castellana.

[34] Maladie infectieuse qui persiste sur un territoire donné.

dès le néolithique lorsqu'elle se constitua en groupes de populations importantes.

Une maladie qui fut fort délétère pour les humains n'est pratiquement jamais mentionnée par les écritures, il s'agit de la variole dont les effets négatifs sur la démographie étaient dévastateurs. Il y a une explication possible à cette absence qui tient au fait que la mortalité concernait en premier lieu les enfants. Lorsqu'une épidémie de variole frappait, beaucoup des adultes exposés au virus avaient déjà affronté, forcément avec succès, le fléau qui sévissait de façon endémique et frappait sur le mode épidémique environ tous les cinq ans. La variole immunisait définitivement, pour la vie. La guérison de la variole était synonyme d'immunisation définitive, une sorte de vaccination ne demandant plus d'injection de rappel. Ainsi les parents étaient souvent naturellement protégés alors que leurs jeunes descendants n'avaient d'autre alternative que de se colleter avec le terrible virus. Les chances de succès des jeunes ne dépassaient guère une sur deux. La variole était une tueuse d'enfants. La mort des enfants par la variole faisait partie de la nature des choses. Par ailleurs, durant l'histoire de l'humanité les enfants ont été négligés, ils méritaient au pied de la lettre le qualificatif de « mineurs ». Songeons que le mot « enfant » vient du latin *infantem* signifiant qui ne parle pas. Soumis au bon vouloir des adultes l'enfant attendra des siècles avant de connaître le statut « d'enfant roi ». À l'enfant on disait : « *Sois sage et tais toi* ». Les lois romaines autorisaient les hommes à accepter ou refuser un enfant à sa naissance. Les pères gaulois avaient droit de vie et de mort sur les enfants et au XVIIe siècle, les pères avaient la possibilité de faire emprisonner leurs enfants à la Bastille.

L'indifférence voire une espèce de mépris pour les enfants explique peut-être l'absence d'écrits d'adultes sur un fléau qui les concernait peu au premier chef. Au Moyen Âge on considérait qu'un enfant n'appartenait à la fratrie que s'il avait surmonté l'obstacle de la variole et au XVIIIe siècle les médecins d'Aquitaine par exemple savaient que pratiquement tous les hommes et femmes âgés de la trentaine avaient eu la variole.

Une épidémie qui s'en prenait majoritairement aux enfants n'avait sans doute qu'un effet modéré sur les mentalités. Ainsi que l'a écrit Emmanuel Le Roy Ladurie :

« *Au XVIIe siècle, les enfants prenaient en foule le chemin des cimetières. On les enterrait et on n'en parlait plus*[35] ».

Ainsi, Michel Signoli[36] spécialiste d'anthropologie a noté qu'au moyen-âge, lors de « poussées » de mortalité infantile les registres paroissiaux n'en faisaient guère mention[37]. À la fin du XVIIIe siècle on fit un plus grand cas des enfants mais dès 1796 Jenner proposa la vaccination antivariolique qui devait aboutir à l'éradication de la maladie en 1977.

Les épidémies racontées dans la mythologie

La littérature des épidémies doit également à la mythologie et aux tragédiens grecs. La peste symbole de l'épidémie fut source de difficultés et de conflits entre les assaillants de Troie. La fièvre obsidionale frappa les

---

[35] Cité par Philippe Albou. *La variole avant Jenner (XVIIe-XVIIIe siècles)*. Histoire des Sciences Médicales. 1995 ; 29 : 227-35.

[36] Directeur de recherche au CNRS, membre de l'UMR 7268 du CNRS à l'Université d'Aix-Marseille spécialiste d'anthropologie de terrain et des sépultures de catastrophe, tant épidémiques que guerrières ou frumentaires.

[37] Communication personnelle.

assiégeants et épargna les assiégés, elle se nommait peste. Ici les effets de la peste sont comparés à ceux de flèches tirées sur les malades par Apollon.

« *Quel dieu les fit se quereller et se combattre ? C'est Apollon, le fils de Zeus et de Létô. Ce dieu, contre le roi s'étant mis en courroux, déchaîna sur l'armée un horrible fléau, dont les hommes mourraient, à cause de l'affront que son prêtre Chrysès reçut du fils d'Atrée.* [...] *De sa flèche aigue il tire sur les hommes. Et, pour brûler les morts, d'innombrables bûchers sans relâche s'allument.* [...] *Pendant neuf jours les traits du dieu criblent l'armée.* [...] *Achille dit : " Je crois que nous allons retourner sur nos pas, Atride, si du loin nous pouvons fuir la mort : guerre et peste à la fois navrent les Achéens*[38] " ».

L'assimilation demeurera dans l'imaginaire expliquant par exemple le martyre de Saint Sébastien, un des saints thaumaturges de la peste, criblé de flèches-métaphores de la maladie.

La peste accompagne également les malheurs d'Œdipe et participe à l'achèvement de son destin :

« *La plus odieuse des déesses, la peste, s'est ruée sur la ville et a dévasté la demeure de Kadmos*[39]. *Le noir Hadès* [40] *s'enrichit de nos gémissements et de nos lamentations*[41] ».

La peste, mère de toutes les épidémies frappe impitoyablement la cité et Sénèque nous dit :

---

[38] P. 93-94., in Homère. *Iliade - Odyssée.* Gallimard (La Pléiade) 1955, 1132 p.
[39] Selon la légende, Kadmos est le fondateur de la cité de Thèbes.
[40] Dieu des enfers.
[41] Sophocle. *Œdipe roi.* Librio 2013, 75 p.

« La lune obscure s'efface du ciel et le monde attristé pâlit dans un jour nuageux. Aucun astre ne brille dans les nuits tranquilles, mais une brume lourde et sombre se vautre sur la terre ; les temples des dieux sur l'acropole et les toits des maisons revêtent un aspect sinistre. Cérès[42] *à maturité refuse son fruit ; alors que sa blondeur frémit de toute la hauteur de ses épis, les tiges se dessèchent et la moisson stérile meurt, car les tiges sèchent sur pied. Rien n'échappe à la mort ; le même sort frappe sans différence d'âge ou de sexe ; la sinistre épidémie rassemble jeunes et vieux, parents et enfants ; une seule torche brûle les époux ; les enterrements se font sans pleurs ni plaintes amers. Le massacre enragé que provoque une telle catastrophe a jusque tari les yeux. Comme ça se produit dans les situations désespérées, les larmes elles-mêmes ont disparu*[43] ».

Œdipe, héros mythique, est le fils du roi Laïos et de la reine Jocaste. Selon la prédiction d'Apollon, Laïos doit être tué par son fils. Le père décide donc de se débarrasser du nouveau-né sur le Mont Cithéron. Pendu par ses deux pieds liés Œdipe abandonné est découvert par un berger qui le confie au roi de Corinthe. Le roi Polybe et sa femme Mérope dépourvus de descendants adoptent l'enfant délaissé, le nomment Œdipe (*Oidipos* signifiant pieds enflés) et l'élèvent comme leur fils. Nous savons ce qu'il adviendra de la vie du héros dont on reprochera plus tard l'acte parricide et la conduite incestueuse alors qu'en vérité il fut un nouveau-né victime de la violence paternelle et de ce qui pourrait être assimilé à un acte infanticide. L'épidémie qui dévasta Thèbes, était-ce la peste ? Sophocle écrit :

---

[42] Cérès est la semblable de la déesse grecque Déméter qui a appris aux hommes comment cultiver le blé et produire du pain.

[43] Sénèque (Lucius Annaeus Seneca). *Œdipe.* Pp. 44-59.

« *Thèbes, prise dans la houle, n'est plus en état de tenir la tête au-dessus du flot meurtrier. La mort frappe dans les germes où se forment les fruits de son sol, la mort la frappe dans ses troupeaux de bœufs, dans ses femmes qui n'enfantent plus la vie. Et la cité se meurt en ces morts sans nombre. Nulle pitié ne va à ses fils gisants sur le sol : ils portent la mort à leur tour, personne ne gémit sur eux. Épouses, mères aux cheveux blancs, toutes de partout affluent au pied des autels, suppliantes, pleurant leurs atroces souffrances* ».

Pour certains médecins et des scientifiques[44], la peste de Thèbes ne serait pas due au bacille de Yersin mais à la brucellose, affection provoquant des avortements ce qui expliquerait peut-être que les femmes « *n'enfantaient plus la vie* ». Il est vrai que la fièvre de Malte due à la bactérie *Brucella* provoque des avortements chez les animaux (bovins, caprins, etc.) mais il est difficile d'imaginer qu'elle soit responsable d'une mortalité humaine élevée et d'avortements nombreux sauf à envisager que la brucellose de l'époque fut provoquée par un germe particulièrement virulent et inconnu de nos jours.

Beaucoup plus tard, après Sophocle et Sénèque, la peste fit le bonheur d'un fabuliste, La Fontaine inspiré par Ésope qui le précéda d'une vingtaine de siècles et évoqua une peste semblable à celle qui frappa Thèbes. Le fabuliste précise :

« *La peste (puisqu'il faut l'appeler par son nom),*

Capable d'enrichir en un jour l'Achéron,

Faisait aux animaux la guerre.

---

[44] Kousoulis AA et *al. The Plague of Thebes, a Historical Epidemic in Sophocles Œdipus Rex*. Emerging Infectious Diseases. 2012; 18. January.

Ils ne mouraient pas tous, mais tous étaient frappés ;

On n'en voyait point d'occupés

A chercher le soutien d'une mourante vie ;

Nul mets n'excitait leur envie,

Ni loups ni renards n'épiaient

La douce et l'innocente proie ;

Les tourterelles se fuyaient :

Plus d'amour, partant plus de joie[45] ».

Lorsque l'on connaît les événements accompagnant les épidémies de peste, on comprend que pratiquement tout est dit dans ces quelques vers dont le but essentiel est de mettre en doute la justice des hommes. Remarquons simplement, à titre anecdotique, que le héros de La Fontaine est notablement différent de celui des auteurs antiques, c'est le hasard de notre anthologie. L'un est un personnage essentiel dans les fondements de notre culture, un individu intelligent capable de deviner l'énigme du Sphinx, l'autre vit dans un monde de mensonge et de lâcheté, il est une victime symbolisant la naïveté, la laideur et la sottise[46] mais nous comprenons que La Fontaine se trouve à son côté.

Au delà des récits religieux et mythologiques, si nous tâchons de dénicher dans les écrits romanesques d'épidémies que nous qualifierons de réelles, rencontrées

---

[45] La Fontaine (de) Jean. *Les animaux malades de la peste*. Recueil II, livre VII.

[46] Heureusement l'âne n'est pas toujours l'animal diffamé, pour preuve l'âne de Francis Jammes (Jacques Émile Blanche) : « J'aime l'âne si doux marchant le long des houx… ».

dans l'histoire des hommes, que trouvons nous parmi les textes ayant apporté une contribution significative aux histoires des pestes ? Plus précisément il s'agira des deux histoires, celle des faits du passé, des accès infectieux tels qu'ils se sont déroulés et l'autre histoire, celle qui est rapportée plus tard, narrée, voire interprétée. Pour ce faire, nous avons examiné des écrits contribuant à la connaissance des épidémies, à leurs interprétations dans le mode du vécu, analyses potentiellement complémentaires des commentaires d'érudits et de la doxa scientifique.

Le déni

L'épidémie à son début et son déni

Il est banal d'observer, lors de la survenue d'une épidémie et parfois plus tard, durant son évolution, que des individus, des groupes humains, voire des dirigeants et responsables de la société du moment nient la réalité infectieuse. Le déni de l'épidémie est une permanence particulièrement à son arrivée ; l'apparition du désastre génère la dénégation de ses victimes potentielles. Cette permanence a déjà été soulignée par l'historien Jean Delumeau :

« *Quand apparaît le danger de la contagion, on essaie d'abord de ne pas le voir. Les chroniques relatives aux pestes font ressortir la fréquente négligence des dirigeants à prendre les mesures qu'imposait l'imminence du péril*[47] ».

Lors d'épidémies on a vu des gouvernants eux-mêmes essayer de cacher la vérité au peuple. C'est ce que nous narre Albert Camus dans *La peste* :

« *Rieux pouvait lire les petites affiches blanches que la préfecture avait fait rapidement coller dans les coins les plus discrets de la ville. Il était difficile de tirer de cette affiche la preuve que les autorités regardaient la situation en face. Les mesures n'étaient pas draconiennes et l'on semblait avoir beaucoup sacrifié au désir de ne pas inquiéter l'opinion publique*[48] ».

---

[47] Delumeau Jean. *La peur en occident*. Hachette Littératures 1999, 387 p.

[48] P. 53, in *La peste*. Gallimard. 1963, 248 p. d'Albert Camus (1913-1960). Né en Algérie il fut philosophe, écrivain, essayiste, il obtint le

le même auteur souligne des faits analogues dans l'*État de siège* :

« *Le premier alcade : Votre honneur, l'épidémie se déclenche avec une rapidité qui déborde tous les secours. Les quartiers sont plus contaminés qu'on ne croit, ce qui m'incline à penser qu'il faut dissimuler la situation et ne dire la vérité au peuple à aucun prix*[49] ».

Au moment de la survenue du SRAS, les responsables de la République populaire de Chine nièrent longtemps la gravité de la situation[50] on pourrait retracer

---

prix Nobel de littérature en 1957. Durant sa jeunesse en Algérie il prend partie pour les musulmans victimes de la situation coloniale, puis en métropole durant l'occupation de la France il participe à la Résistance. Écrivant dans le journal Combat il s'opposera durant l'après-guerre au totalitarisme de l'URSS et à la peine de mort. Camus sera rejeté par la gauche française féale du communisme soviétique. Il meurt dans un accident de la route en janvier 1960. Ses œuvres majeures sont marquées par les questions de l'absurde et de la révolte (*Le mythe de Sisyphe*, *L'étranger*, *La peste*, *L'Homme révolté*, *Caligula*, *La chute*, etc.). *La peste* : en 1940 survient à Oran une épidémie de peste. Rapidement la mortalité augmente, des désordres s'installent, la ville est isolée. Le roman rapporte les faits, les épreuves vécues par une demi-douzaine de personnages dont Rieux (le médecin), Paneloux (le prêtre), Tarrou (le diariste de l'épidémie), Castel (médecin et inventeur d'un vaccin), Rambert (journaliste), Cottard (Oranais sombrant dans la folie).

[49] P. 61, in Camus Albert. *L'état de siège*. Gallimard 1998, 221 p. *L'état de siège* met en scène la peste, il s'agit d'une pièce de théâtre écrite contre les systèmes totalitaires (l'URSS, l'Allemagne nazie, l'Espagne franquiste). Camus aimait beaucoup la pièce qui n'a pas eu le succès qu'il escomptait.

[50] Le 3 avril 2003, le ministre de la santé Chinois, Monsieur Zhang Wenkang, lors d'une conférence de presse télévisée rassurait les populations, particulièrement les habitants de Beijing. Scandalisé par les mensonges, le médecin militaire Jiang Yan Yong, pourtant membre du parti communiste et vétéran de l'Armée de libération populaire, adressa aux média une lettre officielle dénonçant ce qu'il

littérairement leurs agissements en s'inspirant de Thomas Mann narrant le déni chez les responsables de la cité dans *La mort à Venise* :

« Ecoute ! dit le solitaire d'une voix étouffée et presque machinalement. On désinfecte Venise pourquoi ? Le bouffon répondit d'une voix rauque : " A cause de la police ! C'est le règlement, monsieur, par ce temps de chaleur et de sirocco. Le sirocco est accablant et il n'est pas bon pour la santé... ." Il avait en parlant l'air surpris qu'on pût demander des choses pareilles et expliquait avec un geste démonstratif du plat de la main combien le sirocco est accablant. " Ainsi il n'y a pas d'épidémie à Venise ? " chuchota très bas Aschenbach. Les traits musculeux du polichinelle se contractèrent dans une grimace d'ahurissement comique. " Une épidémie ? Quelle épidémie ? Le sirocco est-il une épidémie ? Notre police serait-elle une épidémie par hasard? Vous voulez plaisanter ! Une épidémie ! Ah ! par exemple. Une mesure prophylactique, entendez-vous bien ! une mesure de police contre les effets de la température orageuse... »[51] ».

---

considérait comme étant un mensonge mortel. Arrêté avec sa femme en juin, le médecin connut la " rééducation ". Yang Yong devint à 72 ans un héros que les autorités durent bientôt libérer en raison des pressions de l'opinion internationale. Les autorités chinoises n'ont, malgré cet épisode, pas abandonné la politique du déni. En juillet 2005, une équipe de scientifiques chinois travaillant à Hong Kong démontrait que le virus de la grippe des oiseaux (H5N1) tuant les migrateurs de la réserve du lac Qinghai venait du sud de la Chine. En somme ces oiseaux représentaient un danger pour d'autres pays. Une seconde équipe de scientifiques chinois confirmait la découverte dans un autre journal scientifique prestigieux. Le chef du bureau vétérinaire du ministère de l'agriculture chinois, monsieur Jia Youling, s'est empressé de très officiellement contester les rapports scientifiques en disant à l'organe officiel d'information chinois (Xinhua) que les informations apportées par les chercheurs étaient erronées.

[51] P. 110, in *La mort à Venise*. (*Der Tod in Venedig* 1913, 271 p. Traduction de Félix Bertaut, Geneviève Bianquis, Charles Sigwalt).

On pourra trouver au déni, cette opposition à la réalité, des explications psychanalytiques. Explications proposées par Sigmund Freud en 1924 qui voyait dans le déni le refus de reconnaître la réalité telle qu'elle est car trop pénible à appréhender en tant que telle. Ainsi le psychiatre Patrick Ajchenbaum nous dit, à propos du déni et de la phrase habituelle :

« “ *Cela ne m'arrivera pas* ”. *Moi, ça ne m'arrivera pas : cette phrase univoque en apparence est en réalité porteuse d'un double sens, ou plutôt de deux sens différents. Ça ne m'arrivera pas, parce que je suis inaccessible au réel, parce que l'overdose, ce n'est pas pour moi, parce que mon corps réel n'a rien à voir, dans sa banalité, sa médiocrité et sa vulnérabilité, avec mon corps fantasme fétiche, érigé et tout puissant, phallus manquant et donc mégalomaniaque de mon image maternelle. On comprend bien que c'est là le déni de la réalité qui est à l'œuvre, la logique ici est quasi psychiatrique*[52] ».

Vraie névrose ou presque psychose, le résultat demeure le même : le déni facilite la diffusion de

---

Fayard 1971. De Thomas Mann (1875-1955) Écrivain allemand. Fils de riches commerçants, à la mort précoce de son père il travaille à Munich pour une société d'assurance. Rapidement il abandonne cette profession pour se consacrer à l'écriture. Après avoir voyagé en Italie en compagnie de son frère il écrit *La mort à Venise*, ouvrage inspiré par la mort de Gustav Mahler et par l'homosexualité latente de Thomas Mann. Après un séjour en sanatorium il écrit *La montagne magique*. Il obtient le prix Nobel de littérature en 1929. En 1933 il fuit l'Allemagne nazie pour la Suisse puis en 1938 s'installe aux États Unis jusqu'en 1952 date de son retour en Suisse où il décède en 1955. Dans *La mort à Venise* un écrivain allemand (von Aschenbach) rencontre un très beau jeune polonais (Tadzio), il en tombe amoureux sans lui dire un mot et avant de décéder durant l'épidémie de choléra.

[52] Patrick Ajchenbaum. *L'homme contaminé, la tourmente du sida*. Autrement. 1992.

l'épidémie. Le déni a-t-il été une des causes, au moins partielle, de la propagation du sida à son début ? Il y a de bonnes raisons de penser que oui.

Le déni moderne

Si le déni a toujours existé au cours des épidémies, ce qu'on a connu avec le sida dépasse tout, pour notre période contemporaine, en terme d'irrationalité et de conséquences catastrophiques. À ce propos, un des exemples le plus malheureux fut celui de Thabo Mbeki président d'Afrique du Sud qui utilisa les leviers de son pouvoir pour empêcher dans son pays miné par le sida l'utilisation de médicaments anti-rétroviraux. Le président se reposait sur l'hypothèse du savant authentique, Peter Duesberg, un chercheur reconnu pour ses remarquables travaux antérieurs sur le cancer qui défendit dès 1987 une théorie selon laquelle la maladie nouvelle n'était pas due à une infection par le VIH. Aussi lors du congrès international sur le sida de Durban, en 2001, les scientifiques présents ont signé une déclaration solennelle en accord avec le :

« *compendium de l'ONUsida sur la discrimination, la stigmatisation et le déni* ». Dans un résumé d'orientation de « *L'épidémie de VIH : SIDA : en parler ouvertement* ».

l'ONUsida[53] donne les précisions suivantes :

« *Le déni amène des personnes à refuser de reconnaître qu'un virus autrefois inconnu les menace, situation exigeant d'eux qu'ils évoquent et qu'ils changent leur comportement intime éventuellement jusqu'à la fin de*

[53]20, avenue Appia-1211 Genève 27 Suisse http://www.unaids.org]

leurs jours. Le déni amène également les communautés et les nations à refuser de reconnaître la menace du VIH et le fait que les causes et conséquences de cette menace aillent les obliger à aborder de nombreux sujets complexes et prêtant à controverse, par exemple la nature des normes culturelles régissant la sexualité masculine et féminine, le statut économique et social des femmes, la prostitution, les familles séparées à cause de la migration du travail, les inégalités face à l'éducation et aux soins de santé, la consommation de drogues injectables ».

Les deux personnages cités plus haut furent suivis non seulement par nombre d'hurluberlus prêchant des théories fantaisistes mais également par des scientifiques maintenant nommés « denialists ». Est-ce le résultat de billevesées trouvées en abondance sur internet mais aujourd'hui, aux États-Unis, une personne sur cinq doute de la responsabilité du VIH dans la survenue du sida[54].

Paul Veyne nous rappelle ce qui se disait parmi des intellectuels français ayant l'oreille des media :

« *À la fin des années quatre-vingt on notait en France un certain renouveau de Sénèque en particulier dans le cercle intellectuel lié à Michel Foucault dont les protagonistes vivaient sous la menace du sida sachant que devant la mort le moi qui peut faire la dénégation est la seule arme possible* [...] *Le stoïcisme est pour nous, au sens biologique du mot, un "système immunitaire" : l'individu ne peut prendre appui que sur lui-même pour se défendre d'un monde qui (à la différence du monde vu par l'optimisme stoïcien) n'est pas fait pour lui. Il ne lui reste alors qu'à penser ou croire que, malgré Freud, la dénégation n'est pas une illusion et qu'il suffit de dire :*

---

[54] Steinberg J. *The AIDS denialists*. NewScientist. 2009; 20 June: 32-6.

“ le malheur n’est rien pour moi ”, pour qu’il en soit ainsi[55] ».

Dans le cas du sida c’est encore plus grave lorsque ce sont les contaminants eux mêmes qui refusent de reconnaître le rôle du virus qu’ils abritent et, par là, leur dangerosité. Cette conduite est illustrée par le récit de l’action suivante qui se déroule en Afrique noire :

« Césaria s’adresse à son oncle qui l’a violée six mois plus tôt : « Un papier, un petit papier imprimé qui ressemble à un résultat d’analyses, ces trucs d’hôpitaux que les médecins affectionnent demander aux malades “ suspects ”. “ Regarde, oncle : lis” Il ne pouvait l’éviter. Ses yeux se firent plus petits pour détailler les syllabes de l’imprimé et les incruster dans sa tête. Il l’arracha de ses mains. La pâleur du lever du jour ne suffit pas à lire. Qu’importe ! La petite torche dans sa poche : il devint blême, il devint hagard, le souffle, pendant dix secondes, sembla s’être retiré de lui.

- Toi, Non ! Pas toi ma fille ! Non, Pas toi !

- Si mon oncle, si !

- Pourquoi toi ?

- Parce que c’est... toi. Il y a six mois.

- Non ce n’est pas vrai. Mensonges, mensonges ![56] ».

---

[55] Paul Veyne, in p. VI de l’avant-propos aux *Entretiens de Sénèque*. Robert Laffont 1993, 1312 p.

[56] Pp. 65-66, in *L’homme dit fou et la mauvaise foi des hommes*. Le Serpent à Plumes 2000. 213 p. De Florent Couao-Zotti, écrivain béninois né en 1964. Il a été professeur de français en Côte d’Ivoire avant de se consacrer totalement à l’écriture. Les différents thèmes de *L’homme dit fou et la mauvaise foi des hommes* s'appuient sur des faits divers glauques que l'on pourrait imaginer dans n'importe quel

Césaria, l'héroïne du roman de Florent Couao-Zotti appartient à ces femmes qui, particulièrement en Afrique, furent et demeurent toujours victimes du sida accompagné de violence. Nous avions écrit « *L'épidémie c'est l'homme* [57] » mais dans des circonstance aussi douloureuses ça n'est pas tant l'homme espèce mais l'homme genre qui est condamnable. Les rapports de l'ONUsida sont à ce sujet éloquents ![58]

---

quartier populaire d'une grande ville africaine : viol, inceste, petite délinquance, folie, meurtre, infertilité, nymphomanie...

[57] Gualde Norbert. *Comprendre les épidémies. La coévolution du microbe et des hommes*. Les Empêcheurs de Penser en Rond/Le Seuil 2006, 403 p.

[58] Il n'est peut-être pas inutile de souligner combien les femmes dont certaines ont été mentionnées plus haut, soufrent de la maladie par la faute des hommes. En l'espèce l'épidémie ça n'est pas l'homme en tant qu'espèce mais en tant que genre dominateur et violent. Les rapports de l'ONUsida sont à ce sujet édifiants. Nous incluons ce rapport car il rend la littérature plus compréhensible : À l'échelle mondiale, 16 millions de femmes vivent avec le VIH, soit 50 % de tous les adultes atteints du VIH/Sida (ONUSIDA, 2014, The Gap Report, p. 127). Selon l'OMS, le VIH/Sida constitue la cause principale de mortalité chez les femmes en âge de procréer, à l'échelle mondiale (OMS Aide-Mémoire n°334.)

Parmi les facteurs qui alimentent les infections par le VIH/Sida la violence contre les femmes et les filles accroît leur risque d'infection par le VIH. Une étude longitudinale réalisée en 2010 en Afrique du Sud a démontré que les inégalités de pouvoir au sein des relations et la violence infligée par le partenaire intime étaient associées à une augmentation respective de 11,9 % et de 13,9 % du risque d'infection chez les jeunes femmes subsahariennes. (Jewkes, R. et al. *Intimate partner violence, relationship power inequity, and incidence of HIV infection in young women in South Africa: a cohort study*, The Lancet, 3–9 July 2010, Pp. 41-48.)

Les femmes vivant avec le VIH/Sida sont souvent victimes de violence à cause de leur séropositivité au VIH/Sida y compris à travers la violation de leurs droits à la sexualité et à la procréation. L'interruption de grossesse involontaire et la stérilisation forcée chez

Avec l'oncle violeur c'est également le mari niant qu'il est malade qui transmet la maladie, (Il est question ici de la troisième épouse qui est enceinte) :

« *N'Deye Marème n'avait pas l'air de se rendre compte qu'elle n'avait pas bonne mine. Seul son ventre grossissait en elle et au fur et à mesure que cela se faisait, elle pâlissait, ses os devenaient plus visibles. Elle avait perdu l'appétit et sa faiblesse était telle qu'un matin, pendant qu'elle balayait la cour, la jeune femme fut saisie d'un vertige qui lui fit perdre connaissance*[59] ».

Ainsi que l'écrit Emmanuel Dongala, en Afrique le mariage tue aussi du sida :

« *Morte du sida* (la sœur cadette). *Injuste mot. C'est à peine si elle y avait cru, lorsqu'elle s'était aperçue que tous symptômes de la maladie pointaient vers le sida :*

---

les femmes vivant avec le VIH/Sida sont des pratiques constatées dans au moins 14 pays dans le monde.
Les normes juridiques influencent directement les risques d'infection à VIH/Sida chez les femmes Dans de nombreux pays où elles doivent faire face à un risque élevé d'infection, les lois qui les protègent ont une faible portée. Un manque de droits juridiques vient renforcer la condition de subordination des femmes, particulièrement en ce qui concerne leurs droits au divorce, à la propriété et à l'héritage, leur droit à signer un contrat, à intenter une action en justice ou à témoigner, à consentir à un traitement médical et à ouvrir un compte bancaire.
Des lois pénales et discriminatoires relatives au VIH/Sida peuvent affecter les femmes de manière disproportionnée, vu qu'elles sont plus susceptibles d'être dépistées et de connaître leur condition au cours des soins prénatals. En Afrique occidentale et centrale, les mères séropositives sont considérées comme des criminelles par toutes les lois relatives au VIH/Sida, qui leur interdisent explicitement ou implicitement d'être enceintes ou d'allaiter, de peur qu'elles ne transmettent le virus au fœtus ou à l'enfant. (ONUSIDA, 2014, The Gap Report)

[59] P. 173, in Abibatou Traoré. *Sidagamie*. Présence Africaine 1998, 189 p.

le zona, l'amaigrissement, le début des diarrhées et la toux tuberculeuse. Lorsqu'elle avait reçu les résultats des tests et qu'elle t'avait dit qu'ils indiquaient de façon irréfutable qu'elle était malade du sida, une soudaine peur panique l'avait saisie avant de se transformer en une virulente colère envers son mari, et pour cause [...] *Triste à dire, mais en Afrique il n'y a pas que le sida et la malaria qui tuent, le mariage aussi*[60] ».

Le déni est encore plus grave lorsque les porteurs du VIH s'opposent à l'utilisation du préservatif voire refusent de nommer la maladie :

« *Il avait le Sida. Lui Mogbé*[61], *avait le Sida. Ainsi cette maladie existait réellement ! Ce n'était pas une simple invention des Blancs pour jeter le discrédit sur les gens de sa race ! Il se souvenait encore des discussions sur les gens de sa race ! Il se souvenait encore des discussions qu'il avait autrefois avec ses amis au sujet de cette terrible maladie. Pour eux, c'était l'unanimité, une unanimité sans faille, sans ombre ; le Sida n'existait pas, c'était de la rigolade. Sida ? Quel Sida ? Syndrome Inventé pour Décourager les Amoureux !* [...] *Mais pire, et de très loin, ils (les Blancs) recommandaient l'usage de préservatifs. Las ! Ces gens-là ne comprenaient rien à rien*[62] ».

---

[60] Dongala Emmanuel. *Photo de groupe au bord du fleuve*. Babel/Actes Sud 2010, 446 p.

[61] Mogbé transporte de la drogue en France, arrêté à l'aéroport, incarcéré, il est violé en prison et contaminé par le VIH.

[62] P. 168-169, in *Mo Gbe, le cri de mauvais augure*. L'Harmattan 1991, 208 p. De Moudjib Djinadou. Auteur béninois il est fonctionnaire international à l'ONU, en charge de l'Afrique de l'ouest. *Mo Gbe Le cri de mauvais augure* est un des premiers romans africains traitant du sida raconte la descente aux enfers d'un jeune

La désignation populaire du sida en tant qu'un syndrome « inventé » souligne les oppositions, particulièrement dans les premières années de l'épidémie, entre ceux qui adhéraient aux croyances populaires et ceux qui firent faire leurs premiers pas aux programmes de prévention. Les logiques des uns et des autres furent différentes, opposées ; souvent la rationalité scientifique se casse les dents sur les cultes et les superstitions populaires.

« *Et alors j'ai fait* (La narratrice parle à une informatrice), *il a le sida, et elle a dit, oui...* [...] *Il* (Le frère de la narratrice) *menait une vie dont on dit qu'elle est typique de ceux qui contractent le virus qui cause le sida : il prenait des drogues (j'étais sûre seulement de la marijuana et de la cocaïne) et il avait de nombreux partenaires sexuels (à ma connaissance seulement des femmes). Il était négligent ; je ne peux l'imaginer prenant le temps d'acheter ou d'utiliser un préservatif.* [...] *Un jour* [...] *je luis dis de mettre un préservatif quand il couchait avec quelqu'un, je lui dis de se protéger du virus VIH et il me rit au nez, disant qu'il ne se procurerait jamais une telle bêtise.* [...] *Mon frère allait de mieux en mieux ; l'AZT a dû produire son effet, il a forci, ses poumons encombrés se sont dégagés, les plaies de sa gorge ont commencé à disparaître.* (Ma mère) *lui a acheté un repas poulet frit* [...] *il a tout mangé* ». [...] *Mon frère avait eu des rapports sans protection avec cette femme et il ne lui avait pas dit qu'il était infecté par le virus VIH. Il ne lui avait pas dit parce que s'il avait dit il pensait qu'elle aurait risqué de refuser tout net d'avoir un rapport avec lui*[63] ».

---

homme noceur et trafiquant de drogue. (Mo Gbe en Yoruba signifie « c'en est fait de moi »).

[63] P. 14, p. 54, p. 68, in Kincaid Jamaica. *Mon frère.* (*My Brother* 1997. Traduction de Carasso Jean-Pierre et Huet Jacqueline). Éditions

Le déni peut aller jusqu'à récuser l'existence même de la maladie. Il s'agit d'une forme extrême d'incrédulité, de refus de même penser à la maladie et qui sait, une façon de se déculpabiliser, d'éviter la stigmatisation. Le mal dont on ne veut pas dire le nom est celui qui fait honte, il est le mal de la culpabilité :

« *La maladie-là, c'est-à-dire le mal qui n'a pas besoin d'être nommé. Le mal qui ne doit pas être prononcé. Brûlures dans le corps, tempête dans le crâne. Les gens de la région centre la nomment « Vérité » parce que dans leur langue, sida signifie vérité. Façon de dire que ceux qui sont attrapés doivent la vérité à leurs proches. Parce que cette maladie révèle les coucheries de tout un chacun. Dans d'autres contrées on parle de la maladie des jeunes. Entendre les jeunes pervertis, écervelés qui ne savent pas se retenir, gens sans éducation qui sont prêts à toutes sortes de folies*[64] ».

« *Il me dit qu'il ne pouvait pas croire qu'il avait le sida, seulement il ne pouvait pas prononcer les mots sida*

---

de l'Olivier/Le Seuil 2000, 192 p. Kincaid Jamaica, écrivaine antiguaise née en 1949, enseignante, elle vit aux États Unis.

[64] P. 31, in *Belle en savane*. Vents d'ailleurs. 2011, 114 p de Traoré Sayouba. Écrivain burkinabè, poursuit des études d'histoire diplomatique et des relations internationales à Paris, quand il devient indésirable dans son pays. « Emprisonné dehors », il est ouvrier, enseignant, puis journaliste. Poète et nouvelliste, il a reçu le prix Radio France internationale pour sa nouvelle *L'Œuf* publiée dans Le Passé postérieur. Il est également un des auteurs des *Dernières nouvelles de la Françafrique*. *Belle en savane* raconte l'histoire de la jeune épouse, Sita qui perd ses forces d'une façon inexpliquée, il faut trouver une raison à cette chose étrange. Les rivalités entre les familles, l'incompréhension face au sida, l'angoisse et la bêtise pèsent lourd sur les épaules de la jeune femme.

ni VIH. Pour parler de la maladie il disait cette cochonnerie[65] ».

D'autres que le héros de Jamaïca Kincaid ont des comportements plus criminels :

« *Si jamais j'étais atteint, je distribuerai le trépas, je serai son éclaireur. De ma main allègre je lèverai mon phallus fébrile, sabre immense à supprimer la vie. Je l'enfoncerai dans les femelles. J'empoisonnerai les placentas de la création*[66] ». (C'est le narrateur qui parle)

L'histoire de Mogbé, à l'exemple de celles malheureuses d'autres héros africains atteints du sida, appartient à ce qui constitue aujourd'hui une littérature du sida de spécificité africaine. La littérature de la maladie due au VIH publiée en Afrique et dans l'hémisphère sud en général n'a pas *a priori* comme souci principal l'esthétique exprimée dans les textes européens ou nord-américains mais celui de témoigner. Cela s'explique par l'absence sur le continent africain d'une communauté influente dans les milieux littéraires, d'une communauté de malades lettrés. Il y a très peu ou pas d'écrivains africains gays bourgeois et ayant droit de citer dans le monde de la littérature mais :

« *Parce qu'ils bénéficient d'un capital symbolique et culturel capable de légitimer socialement leurs prises de parole testimoniale, leurs médiations du sida ont une chance de ne pas demeurer lettre morte*[67] ».

---

[65] P. 34, in Kincaid Jamaica. *Mon frère*. (*My Brother* 1997. Traduction de Carasso Jean-Pierre et Huet Jacqueline). Éditions de l'Olivier/Le Seuil 2000, 192 p.

[66] P. 69 in Bazié Jacques Prosper. *L'épave d'Absouya*. Éditions Kraal. Ouagadougou 1995, 267 p.

[67] P. 72 in Dauge-Roth Alexandre. *Comment faire capoter les silences de l'épidémie : mises en scène francophones du sida*. Brunswick Maine 2009, 217 p.

À la lumière de ce que nous avons observé, il n'y a pas dans la littérature africaine de récits autobiographiques ou s'appuyant sur une expérience personnelle du sida. Il s'agit de témoignages rapportant les difficultés, les douleurs des proches. Ceux qui racontent le sida en Afrique n'écrivent pas à la première personne.

Poursuivons dans la gravité du déni, gravité qui fut observée lorsque des personnes cultivées, en Europe par exemple, des rédacteurs dans des magazines ou des médecins refusaient la réalité ainsi que le rapporte ce dialogue dû à Dominique Fernandez :

« - *Libé, en champion de la vertu, s'est élevé contre la rumeur qui attribuait au sida la mort de Michel Foucault. En d'autres circonstances c'eût été comique de voir un journal de gauche juger calomnieuse l'idée que le premier philosophe de France eût des mœurs qui l'exposaient à ce genre de contamination.*

- Gai Pied aussi commence par nier la gravité du sida.

- Les médecins gays ont attendu l'an dernier pour recommander le safe sex... Bravo ! Quatre ans après le début de l'épidémie[68] ».

Plus grave encore quand le déni vient d'intellectuels ayant un fort pouvoir d'influence sur le public :

« *J'ai senti la mort dans le miroir, dans mon regard dans le miroir, bien avant qu'elle y ait vraiment pris position. Est-ce que je jetais déjà cette mort par mon regard dans les yeux des autres ? Je ne l'ai pas avoué à tous.* [...] *C'est Bill qui le premier me parla de la fameuse*

[68] Fernandez Dominique. *La gloire du paria*. Grasset 1987, 250 p.

maladie, je dirais en 1981. Il revenait des Etats-Unis où il avait lu, dans une gazette professionnelle, les premiers comptes rendus cliniques de cette mort particulièrement engendrée. [...] *Dînant seul à seul avec Muzil, je lui rapportai dès le lendemain l'alarme colportée par Bill. Il se laissa tomber par terre de son canapé, tordu par une quinte de fou rire : "Un cancer qui toucherait exclusivement les homosexuels, non, ce serait trop beau pour être vrai, c'est à mourir de rire !"*[69] ».

Nous savons que Muzil dans le roman de Guibert est Michel Foucault. Le philosophe connaissant parfaitement la problématique des relations entre santé et société, ce philosophe décédé d'une maladie de l'immunité ne s'est jamais vraiment intéressé, et c'est étonnant, au système immunitaire. C'est ce que souligne le philosophe italien Roberto Esposito :

« *Pour ma part, je crois avoir fait le tracé de la clé interprétative du paradigme d'"immunisation" que semble avoir éludé Foucault*[70] ».

---

[69] P. 5, in Guibert Hervé. *A l'ami qui ne m'a pas sauvé la vie.* Gallimard 1990, 276 p. Hervé Guibert (1955-1991) fut écrivain et journaliste. À 32 ans il a séjourné à la villa Médicis. Il y a appris qu'il était atteint du sida. Il a publié alors *À l'ami qui ne m'a pas sauvé la vie* puis *Le protocole compassionnel* suivi de *L'Homme au chapeau rouge*, dernier ouvrage d'une trilogie narrant l'histoire de la maladie d'Hervé Guibert. *Le protocole compassionnel* décrit le prolongement de la dégradation physique de l'auteur et les essais de nouveaux traitements.

[70] P. 45, in *Bios : biopolitic and philosophy*. (Traduction de l'italien en anglais par Timothy Campbell). University of Minnesota Press. Minneapolis 2008, 304 p. De Roberto Esposito (1950-). Il est un philosophe italien enseignant à Naples (Instituto Orientale), versé dans la philosophie politique ses travaux sont exposés sous la forme d'une trilogie : *Communitas, Immunitas* et *Bios*. La communauté selon Roberto Esposito n'est pas une propriété d'un territoire à protéger mais une dette, un don pour les autres. Dans *Bios* : Roberto Esposito

Assimilé à un processus de défense permettant de lutter contre l'angoisse, contre la peur, mécanisme conscient ou inconscient, le déni du sida persiste et demeure un vrai problème de santé publique[71].

Par ailleurs, le VIH objet de tous les dénis fut, et demeure, matière à fantasmagories qui nous mènent du sida « vérité » au VIH arme bactériologique :

« *Selon lui le VIH n'est pas un « nouveau » virus qui a pour origine des singes d'Afrique centrale, comme les scientifiques aimeraient nous le faire croire. C'est une maladie créée par l'armée américaine comme arme pour une guerre bactériologique. Le virus a été testé sur des hommes homosexuels, dissimulé dans le vaccin expérimental de l'hépatite B* » et : « *Plus je lisais les documents d'Albert, plus j'étais convaincu. Sa théorie selon laquelle le VIH a été créé dans de laboratoires et testé sur des humains n'est pas plus bizarre que celle que nous sert l'appareil médical depuis des années. Des singes verts, le virus qui passe d'une espèce à l'autre vers la population africaine, arrive chemin faisant à Haïti pour finir quelques temps plus tard chez les homos mâles à Manhattan. Enfin, ne me faites pas rigoler*[72] ».

Le VIH est sans doute le virus qui le plus souvent a été considéré ou présenté comme le produit d'un laboratoire militaire préparant une guerre bactériologique, particulièrement aux Etats-Unis. C'est ce que Susan

---

applique l'immunisation à la transformation de la politique à la biopolitique.

[71] *Le Sida : le déni, notre ennemi.* Borillo Daniel, Kirstetter Myriam, Marty-Lavauzelle Arnaud. Libération 09-12-2014.

[72] Pp. 123-124, in *À l'origine.* (*Love Ruins Everything* 1998. Traduction de Cécile Dumas). KTM éditions 2004, 278 p. De Karen Tulchinsky écrivaine et scénariste canadienne. Connue comme une lesbienne militante. C'est cet aspect de la vie de l'auteure qu'aborde le roman *À l'origine*.

Sontag rappelle par exemple à propos de la « rumeur » que le KGB avait si habilement répandue (le VIH étant une invention américaine issue des laboratoires militaires de Fort Detrick)[73].

[73] P. 179, in Sontag Susan. *La maladie comme métaphore, le sida comme métaphore*. Christian Bourgois 2009, 231 p.

Les périodes d'état des épidémies

La lèpre

Une épidémie débute par, c'est un lieu commun, l'expression quasi simultanée chez les premières victimes des symptômes de la maladie, symptômes qui ainsi que nous l'avons déjà relevé sont souvent à l'origine de dénégations à propos de la nature de l'agression. Les manifestations initiales de la maladie sont ce que les romanciers se sont attachés à décrire en associant parfois à la représentation du mal une sorte de suspense consistant à ne pas révéler, en tout cas pas toujours, la vraie nature de l'atteinte. Parmi les épidémies de la littérature dont les signes cliniques sont les plus spectaculaires, les plus connus historiquement et s'accordent le mieux aux dispositions littéraires, les signes les plus dramatiques et annonciateurs de catastrophe pour ceux qui en sont atteints sont en tout premier ceux de la lèpre. La lèpre est une maladie qui se voit, qui « saute aux yeux » et par conséquent se prête aux descriptions spectaculaires.

Souvent les symptômes initiaux sont discrets, ce sont de « petites choses » chez peu de malades. C'est un de ces lépreux qui révèle à l'héroïne de Claudel[74], la jeune fille Violaine, les petits signes qu'elle va découvrir :

---

[74] Claudel a « travaillé » un écrit consacré à une héroïne lépreuse, la jeune fille Violaine, jeune fille qui est identifiée à la vierge. Après deux premières versions sous le titre *La jeune fille Violaine*, *L'Annonce faite à Marie* (1912) a encore été reprise par son auteur beaucoup plus tard dans sa vie. Ce mystère raconte l'ascension vers la sainteté de Violaine, lépreuse persécutée en particulier par sa sœur. Abandonnée par son fiancé elle accomplit un miracle en guérissant l'enfant de sa sœur. La jeune fille exprime le mystère de la souffrance et de la destinée. Claudel aurait néanmoins déclaré « Il est facile d'être

Pierre de Craon (qui aime Violaine et a contracté la lèpre) : - « ... *J'ai reconnu à mon flanc le mal affreux*

Violaine : - *Le mal, dites-vous ? Quel mal ?*

Pierre de Craon : - *La lèpre même dont il est parlé au livre de Moïse.*

Violaine : - *Qu'est-ce que la lèpre ?*

Pierre de Craon : - *Ne vous a-t-on jamais parlé de cette femme autrefois qui vivait seule dans les roches du Géyn - Toute voilée du haut en bas et qui avait une cliquette à la main ?*

Violaine : - *C'est ce mal là, maître Pierre ?*

Pierre de Craon : - *Il est de nature telle Que celui qui l'a conçu dans toute sa malice Doit être mis à part aussitôt - Car il n'est homme vivant si peu gâté que la lèpre ne puisse y prendre*[75] ».

Pour chacun le diagnostic de lèpre était un drame car le lépreux était au purgatoire sur terre, au bas mot ! La vie des lépreux fut souvent infernale. La lèpre est la seule

---

une sainte quand la lèpre nous est d'appoint ». Frère de la sculptrice Camille Claudel, diplomate, fervent catholique il a séjourné dans de nombreux pays d'Europe et d'Amérique. Son comportement au début de l'occupation fut discutable mais, il sut ensuite conduire sa barque en fonction de l'évolution des événements et fut élu à l'Académie française en 1946. *L'annonce faite à Marie* se déroule au Moyen Âge et raconte les mésaventures de la jeune fille Violaine qui bien que fiancée à Jacques Hury accorde un baiser à l'architecte lépreux Pierre de Craon. Le personnage de la malheureuse qui réalise des miracles est progressivement assimilé à celui de la Vierge. Il s'agit d'un drame religieux en quatre actes décrivant comment Violaine va devenir une sainte après avoir, par amour, contracté la peste lors d'un baiser. Comme tous les lépreux Violaine sera rejetée par sa famille et vivra dans un malheur sanctifiant.

[75] P. 15, in Claudel Paul. *L'annonce faite à Marie*. Gallimard 1940, 238 p.

maladie autrefois endémique aujourd'hui épidémique[76] qui provoque autant de difformités physiques et de dégradations handicapantes ayant effectivement contribué à transformer en enfer le quotidien des malades. Voici par exemple une description éloquente rapportée dans le roman ancien et provençal de *Jaufre* :

« *Et Jaufre est saisi d'effroi quand il voit cet horrible monstre. Il était haut à peu près comme une lance, et ses épaules faisaient bien deux brasses. Il avait les bras noueux, les mains enflées, les dents crochues et toutes déchaussées, le visage couvert de bosses – de grosses bosses extraordinaires - ; ses paupières sans cils étaient dures et boursouflées ; ses prunelles, sombres ; ses yeux, troubles et éraillés, bordés de rouge tout autour. Sous ses gencives retroussées, épaisses, bleues et gonflées, il avait de grosses dents rousses, empoisonnées et puantes. Et tout son visage était vermeil et enflammé comme un charbon ardent, avec, au milieu, un nez écrasé, aux narines distendues. Il soufflait fort, il était si enroué qu'il pouvait à peine se faire entendre*[77] ».

Il s'agit là de récits de troubadours rapportant les symptômes visibles de la lèpre transformant les malheureux en parias. Leur description est ici « clinique », digne d'un traité de médecine où sont mentionnés les

---

[76] Les chiffres recueillis dans 103 pays des 5 régions de l'OMS montrent que près de 180 618 personnes étaient infectées fin 2013, et que 215 656 nouveaux cas environ avaient été notifiés contre 232 857 en 2012 et 226 626 en 2111.

[77] Écrits de la fin du XIIe ou du début du XIIIe. Lavaud René, Nelli René. *Les troubadours. Jaufre, Flamenca, Barlaam et Josaphat.* Desclée de Brouwer 1960. Lavaud René (1874-1955) fut un auteur périgourdin qui s'est intéressé à la langue d'Oc. Nelli René (1906-1982), poète et historien occitan originaire de Carcassonne où il fut professeur de lettre et de philosophie était un expert en culture occitane et de l'histoire de l'Occitanie. Il a tout particulièrement étudié le catharisme.

manifestations de l'éléphantiasis et de la lèpre léonine. L'affreux portrait a pour but d'inspirer mépris et dégoût car le lépreux hideux est, selon la légende, un criminel digne de Gilles de Ré. Il enlève les enfants pour utiliser leur sang en guise traitement et viole de jeunes vierges. Non content de cela il appartient à une famille pratiquant la magie noire. La lèpre est souvent au Moyen Âge l'expression d'une tare morale[78].

Le tableau décrit ci-dessus par le troubadour est celui d'un lépreux « typique » tel qu'on l'imagine de façon courante, il est atteint d'une des deux formes de la maladie, la forme la moins grave, mais la plus visible, la lèpre tuberculoïde qui atteint les nerfs et, par là, provoque des mutilations.

Si les relations ci-dessus paraissent dater, il existe des versions plus récentes d'images de la lèpre mais fondamentalement la description des lésions ne varie guère :

« *C'était une jeune femme aux doigts paralysés : une main griffue. Le docteur essaya de lui fléchir les doigts et le choc douloureux des nerfs pincés la fit tressaillir, bien qu'elle continuât de sourire avec une sorte de coquetterie vaillante, comme si elle pensait que ce sourire l'inciterait à lui épargner d'autres souffrances. Elle s'était maquillée la bouche d'un rouge mauve qui s'accordait très mal avec sa peau noire, et elle avait le sein droit découvert, car elle venait d'allaiter son bébé*[79] ».

Pierre de Craon présente vraisemblablement une forme virulente de lèpre, la lèpre lépromateuse, forme plus

---

[78] Lloyd Christopher. *Epidemics and sickness in French literature and culture*. University of Durham 1995, 199 p.

[79] Pp. 40-41, in Greene Graham. *La saison des pluies* (*A Burnt-out Case* 1960. Traduction de Marcelle Sibon). Robert Laffon 2007, 378 p.

discrète de la maladie mais s'il est contagieux il ne souffre d'aucune mutilation. Cela étant, il doit s'éloigner du monde, car les lépreux étaient exclus, bannis de la vie publique, rejetés, victimes d'une sorte d'épuration sociale. Les lépreux avaient pour coutume de cacher le plus longtemps possible leur affection, car dès que l'atteinte était connue du public on isolait les malheureux dans des sites où ils étaient pratiquement reclus, des léproseries longtemps appelées maladreries en France. Au Moyen Âge les lépreux étaient condamnés à la réclusion par une sorte de tribunal où siégeaient médecins, religieux et représentants de la ville :

« Le médecin examinateur doit d'abord réconforter le suspect en lui disant que la lèpre constituera son purgatoire sur la terre, mais qu'il sera sauvé, comme le montre bien l'amour de Dieu pour Lazare. Il lui fait jurer de dire la vérité et lui demande s'il appartient à une famille de lépreux, s'il a été en contact avec eux, quel est son régime alimentaire, il s'enquiert de ses mœurs, de ses songes et désirs, des sensations de piqûres et de brûlures qu'il peut ressentir...[80] ».

Les ladres étaient donc contraints au regroupement, c'est un euphémisme. Joris-Karl Huysmans a donné une narration circonstanciée du cérémonial sacré et funèbre accompagnant l'enfermement des porteurs du bacille de Hansen dans des léproseries :

« *Pendant le Moyen Âge, les lépreux, considérés comme incurables, car toute la pharmacopée et ses*

[80] Guy de Chauliac cité page 19 in Bourgeais A. *Lépreux et maladies du Pas-de-Calais (Xe-XVIIIe siècles).* Mémoires de la Commission Départementale des Monuments Historiques du Pas-de-Calais. Tome XIV2. Arras. 1972, 360 p. Guy de Chauliac, né à la fin du XIIIe siècle, mort vers 1369 écrivit la « Grande Chirurgie », un document de référence durant plus de deux siècles.

docteurs, l'ellébore, les bains de soufre, la chair de vipère usités dès l'antiquité déjà, l'arsenic essayé par Paracelse, n'avaient pu parvenir à en guérir un, furent enfermés par peur de la contagion, dans des hospices spéciaux ou isolés dans de petites maisons, dans des bardes qu'il leur était interdit, sous menace des plus dures peines, de quitter. Ils durent même revêtir un costume distinctif, une sorte de housse grise ou d'esclavine[81]*, agiter avec une main toujours enveloppée d'un gant une crécelle dite tartavelle pour empêcher les gens de s'approcher. Le lépreux était un paria, mort civilement, séparé à jamais du monde et on l'enterrait après son trépas, dans un lieu à part. La liturgie était pour lui, terrible ; avant de le séquestrer, l'Eglise célébrait, en sa présence, une messe du Saint-Esprit avec l'oraison « pro infirmis », puis elle le conduisait processionnellement à la cabane qui lui était destinée ou à la maladrerie, s'il en existait une, dans le pays ; on lui lisait les effrayantes prohibitions qui le retranchaient du nombre des vivants, l'on jetait trois pelletées de terre, prises dans le cimetière, sur son toit, l'on plantait une croix devant sa porte, et c'était fini du mésel*[82]*. Dans certaines contrées de France, le rituel qui le concernait était plus sinistre encore. Le malheureux féru de la maladie de « Monsieur sain et ladre » n'entrait à l'église, le jour fixé pour son internement, qu'allongé sur une civière et couvert d'un drap noir, de même qu'un mort. Le clergé chantait le « libera » et faisait la levée du corps. Le lépreux ne se tenait debout qu'une fois arrivé devant le lazaret ou devant la hutte qui devait l'abriter et, là, tête basse, il écoutait la lecture de l'arrêté qui lui enjoignait de ne pas risquer un pied dehors, de ne pas toucher à quoi que ce fût,*

---

[81] Vêtement d'homme, généralement à manches et à capuchon, servant pour le voyage, le travail ou par temps de pluie.

[82] Terme ancien pour désigner un lépreux (voir l'Annonce faite à Marie : *Pierre de Craon ! Ce ladre, Ce mésel ! Ce voleur !*).

qui allait jusqu'à lui prescrire de passer sous le vent des personnes saines, si celles-ci venaient par hasard à le croiser[83] ».

Les maladreries étaient plus ou moins abandonnées à elles même ; au début de l'installation des lépreux à Spinalonga, une île jouxtant la Crête, on les laissa seuls, sans médecins. Souvent les léproseries manquaient de tout :

« *On avait toujours grand besoin de remèdes à la maladrerie de Saint Gilles. Même quand il y avait peu de lépreux. La maladrerie avait pour but de les surveiller et de leur porter assistance, il ne manquait jamais d'âmes indigentes et souffrantes à soigner.* [...] *Les bâtiments s'élevaient discrètement à quelque distance des deux routes qui convergeaient vers la ville. Les lépreux, à qui il était interdit d'aller dans les rues populeuses des villes, devaient également, dans les campagnes, se tenir à distance pour mendier. Saint Gilles, leur patron, avait délibérément choisi le désert et la solitude pour vivre, mais eux n'avaient d'autre choix que de rester à l'écart de tous*[84] ».

Alors qu'en 1955, en Europe on fermait une des dernières léproseries, le docteur Albert Schweitzer construisait à côté de son hôpital à Lambaréné, le « village lumineux » destiné aux lépreux. Il ne s'agissait pas d'une

---

[83] Chapitre III P. 91-93, in *Sainte Lydwine de Schiedam*. Plon-Nourrit 1912, 372 p. de Joris-Karl Huysmans (1848-1907). Écrivain français né de père néerlandais et de mère française. Fonctionnaire au ministère de l'intérieur. Il fut un romancier qui observa diverses tendances (naturalisme, symbolisme puis mysticisme). *Sainte Lydwine de Schiedam* est la biographie romancée d'une sainte hollandaise devenue patronne des handicapés.

[84] P. 9 & p. 13, in Peters Ellis. (Edith Pargeter) *Le lépreux de saint Gilles*. (*The Leper of Saint Giles* 1981. Traduction d'Anne Bruneau). Claude Bourgois 1991, 285 p.

maladrerie de type européen mais d'un lieu, aujourd'hui fermé en tant que léproserie, où les malades trouvaient de l'aide. La dernière léproserie qui ait existé en France se trouvait à Saint-Mesmin, aux environ d'Orléans. Un édit de Louis XIV (1692) ordonnait que les derniers lépreux du royaume y soient rassemblés.

Déjà au début du XXe siècle on s'élevait contre ces pratiques moyenâgeuses, c'est ce que fait le docteur Decourt lorsqu'il s'en prend aux écrivains de son époque :

« *Emprisonner des hommes dont le seul crime est d'être malade. Cette conception médiévale, venue de la Bible* [85], *doit disparaître.* [...] *Les écrivains parlent volontiers de cette maladie dont le nom éveille chez le lecteur un sentiment d'étrangeté ; l'effet qu'ils en tirent ne montre malheureusement que trop une ignorance qu'ils n'ont pas cherchée à dissiper tout à leur idée préconçue de cette affection*[86] ».

En dépit de ces propos bienveillants pour les malades une léproserie telle que celle de l'île de Spinalonga fermée par les autorités grecques en 1953, date à laquelle le Docteur Schweitzer inaugurait son village pour lépreux.

Victoria Hislop, dans sa narration sur la léproserie de Spinalonga, institution plus modernes que les établissements moyenâgeux distingue bien les deux type des lèpres, lépromateuse et tuberculoïde :

---

[85] Chapitre XIII du Lévitique & le Talmud, traité Negaiym.

[86] P. 20 & p. 56, in *La psychologie du lépreux et le problème de la lèpre à Paris*. 1928, 75 p. De Philippe Decourt (1902-1990). Médecin, il étudia le paludisme avant de découvrir les effets psychotropes de la chlorpromazine. *La psychologie du lépreux* est le titre de sa thèse inaugurale publiée en 1933.

« *Le médecin examina successivement la femme puis le garçon. Ceux-ci lui montrèrent leurs taches, qu'il ausculta*[87] *avec soin, avant d'observer le reste de leurs corps, à la recherche d'éventuels signes de développement de la maladie.* [...] *Dimitri avait quelques grandes plaques sèches sur le dos et les jambes, indiquant qu'à ce stade il était atteint de la forme la moins dangereuse de la maladie, la lèpre tuberculoïde. Les lésions sur les jambes et les pieds d'Eleni, plus petites et luisantes : elle avait sans doute contracté la forme la plus virulente, la lèpre lépromateuse*[88] ».

La littérature souligne régulièrement l'effroi et le dégoût de ceux qui croisent les lépreux. Nous pourrions croire les descriptions des écrivains exagérées dans les détails répugnants, mais hélas ils disent vrai :

« *Elle n'osait pas s'approcher de la file des malades, ni même leur demander le moindre renseignement. L'un d'eux, le deuxième de la file, lui apparut plus atteint que les autres : la peau de son visage s'était épaissie, était devenue surabondante, les parties*

---

[87] Le terme « ausculté » utilisé par Victoria Hislop (ou son traducteur ?) ne s'accorde pas vraiment avec la sémantique médicale professionnelle. Pour tout un chacun, ausculter est synonyme d'examiner un patient. Pour un médecin ausculter veut dire écouter les bruits d'un organe. Pour un médecin il est impossible, rigoureusement parlant, « d'ausculter » une tâche sur la peau.

[88] P. 101, in Hislop Victoria. *L'Île des oubliés*. (*The Island* 2005. Traduction d'Alice Delarbre) Les Escales 2013, 528 p. Victoria Hislop (1959-) est une journaliste anglaise devenue écrivaine. Elle fut révélée par *L'île des oubliés* (The island). Il s'agit de l'île de Spinalonga, proche de la ville de Plaka en Crête et ayant été une importante léproserie. L'héroïne découvre que sa grand-mère fut condamnée à vivre sur l'île. L'ouvrage est l'occasion d'une saga familiale.

soulevées restaient séparées par des sillons étroits et profonds ; on aurait dit que la tête avait été ficelée irrégulièrement et que les ficelles avaient creusé des plis. C'était un homme à visage de lion. Une femme, la dernière de la file, était également effrayante : à l'inverse de l'homme lion, la peau et les muscles de sa face étaient atrophiés. Le visage, maigri, se desséchait. Les muscles des yeux et des lèvres semblaient paralysés ; les yeux demeuraient perpétuellement ouverts, avec un regard atone et fixe, la bouche aux coins tombants, était inerte, lugubre. L'ensemble de la face était morne, raide : cette malheureuse n'était plus qu'un cadavre ambulant. Ces gens-là avaient vraiment la lèpre. [...] *Cette pensée lui fit baisser les yeux vers la cale qui apparaissait béante, les écoutilles ouvertes, au pied de sa cabine.* [...]. *Là, allongés sur des brancards gisaient les corps mutilés d'une vingtaine de malades* [...] *ces malades dont les corps se décomposaient, épouvantables et l'odeur qu'ils dégageaient insupportable*[89] ».

Cette description de faces horribles est due à Guy des Cars elle illustre les péripéties connues par Chantal, un mannequin parisien. La jeune femme détestable et snob est très belle et elle le sait. Lorsque sa lèpre encore débutante lui est révélée par les médecins elle quitte la capitale pour une léproserie des îles Fidji, l'île de Makogai. Alors, elle se remettra en question...

Le Moyen Âge, ses superstitions, ses malades aux visages dissimulés, tous les ingrédients sont fournis par la

---

[89] P. 49 et p. 91, in *L'impure*. De Crémille 1973, 350 p. De Guy des Cars (1911-1993). Éduqué chez les Jésuites, décoré lors de l'invasion de la France en 1940 il se retire dans le midi pour écrire. Par ailleurs il fut un défenseur acharné du cirque. Ses romans ont été considérés par la majorité des critiques comme des romans de gare. *L'impure* est un mannequin, prénommée Chantal, qui renonce à la vie facile de la capitale pour aller se soigner dans une léproserie des îles Fidji.

maladie à l'auteur Ellis Peter pour créer une intrigue captivante gérée par un bénédictin jouant au détective :

« *Certains marchaient avec des béquilles ou s'appuyaient lourdement sur des bâtons, leurs pieds rongés par la maladie ou couverts d'ulcères. Un ou deux se déplaçaient sur de petits chariots, un autre, boursouflé de pustules, silhouette informe, se terrait recroquevillé, cachant son visage défiguré sous son capuchon. Ils étaient plusieurs qui, bien que valides, avaient la face voilée, ne laissant voir que leurs yeux.* [...] *Les (lépreux) nomades, évitant la ville comme ils devaient éviter toutes les villes, continuaient leur chemin vers une autre maladrerie*[90] ».

Henry de Monfreid a connu une vie d'aventures et le lépreux qu'il décrit dans son roman éponyme ressemble très probablement à un de ceux qu'il rencontra aux confins de Djibouti, on notera le regard méprisant d'un blanc vis-à-vis d'un lépreux qui a de plus le malheur d'être un indigène (la scène se déroule au début du siècle dernier) :

« *Il passa devant un lépreux accroupi qui demandait l'aumône au bord de la route en psalmodiant sa lamentable litanie. Michaël jeta un regard méprisant sur cet être tuméfié qui le regardait avec insistance* [...] *et vit alors sur cette face hideuse grimacer un rictus, une sorte d'ironie sinistre*[91] ».

---

[90] P. 13, in *Le lépreux de saint Gilles*. (*The Leper of Saint Giles* 1981. Traduction d'Anne Bruneau). Claude Bourgois 1991, 285 p. D'Ellis Peter (1913-1995). De son vrai nom Edith Parteger, est écrivaine anglaise connue pour avoir écrit les aventures de frère Cadfael, un moine bénédictin vivant au XIIème siècle. Ami du shérif il est appelé à résoudre des énigmes policières. *Le lépreux de Saint Gilles* est le cinquième roman historique de la série durant lequel Lazarus le lépreux aide Cadfael à résoudre l'énigme du roman.

[91] P. 103, in *Le lépreux*. Grasset 1935, 276 p. De Henry de Monfreid. (1879-1974). Aventurier, commerçant soupçonné d'être un peu affabulateur il a publié des romans et des récits autobiographiques

Le passage ci-dessus nous évoque les quelques mots d'Alphonse Daudet à propos d'un lépreux rencontré :

« *C'était un vieux lépreux, aux trois quarts idiot, atteint de je ne sais quel mal scorbutique qui lui faisait de grosses lèvres lippues, horribles à voir*[92] ».

Le tableau d'un lépreux atteint de scorbut signe peut-être une volonté de charger le trait en associant la maladie bactérienne débilitante à une carence en vitamine C ! Il est ainsi des auteurs qui, cédant semble-t-il à l'exagération, n'ont guère hésité à s'abandonner à la monstruosité :

« *Couverts de tumeurs énormes, n'ayant plus forme humaine. Cette barque, dans la nuit, remplie d'animaux aux regards d'hommes, c'est horrible*[93] ».

Gilbert Cesbron, après Alfonse Daudet décrit les lépreux comme des créatures « horribles ». Flaubert n'hésita pas, non plus, à insister sur l'aspect monstrueux du lépreux Hannon, le terrible suffète, que ses assassins dénudent au moment de sa crucifixion[94].

« *L'abondance de ses vêtements, son grand collier de pierres bleues, ses agrafes d'or et ses lourds pendant d'oreilles ne rendaient que plus hideuse sa difformité. On aurait dit quelque grosse idole ébauchée dans un bloc de pierre ; car la lèpre pâle étendue sur tout son corps, lui*

---

dont beaucoup se situent en Mer Rouge et à Djibouti où Monfreid a commercé.

92 P. 100, in Daudet Alphonse. *Les lettres de mon moulin* (*L'agonie de la Sémillante*).

93 Acte I, scène XI, in Cesbron Gilbert. *Il est minuit docteur Schweitzer*. Robert Laffont 1952, 192 p.

94 P. 29 et p. 220, in Flaubert Gustave. *Salammbô*. Bibebook BNF. 238 p. Le roman historique raconte la guerre qui 3 siècles av. J.-C. opposa les mercenaires employés par Carthage durant la première guerre punique à la cité qui ne les avait pas payés.

donnait l'apparence d'une chose inerte. [...] *Il tenait à la main une spatule d'aloès, pour se gratter la peau* ».

« *Ils arrachèrent ce qui lui restait de vêtements – et l'horreur de sa personne apparut. Des ulcères couvraient cette masse sans nom ; la graisse de ses jambes lui cachait les ongles des pieds, il pendait à ses doigts comme des lambeaux verdâtres ; et les larmes qui ruisselaient entre les tubercules de ses joues donnaient à son visage quelque chose d'effroyablement triste* ».

La description de la lèpre due à Flaubert paraît excessive pourtant il a déclaré à ce sujet :

« *La lèpre a été mal décrite dans les livres de médecine que j'ai lus. L'article du "Dictionnaire des sciences médicales", tome XI, contient quelques bonnes observations faites à Martigues près de Marseille. Mais je l'ai décrite d'après mes notes recueillies sur nature à Damas et en Nubie*[95] ».

En fait la lèpre (du latin *lepra*) également nommée maladie de Hansen frappe la peau et l'on comprend mieux les dégâts de la maladie quand on sait que le bacille de Hansen est la seule bactérie pathogène connue qui envahisse les nerfs périphériques[96]. L'intrusion de la mycobactérie provoque des lésions irréversibles mais longtemps asymptomatiques. L'érosion des fibres nerveuses commence très tôt avant les symptômes. La bactérie se multiplie lentement dans les régions les plus froides du corps (peau, nerfs périphériques, yeux,

---

[95] P. 497, in « *Salammbô, sources et méthodes* », Club de l'honnête homme. 1971. Cité par Jean-Louis Cabanès. *Le corps et la maladie dans les récits réalistes (1856-1893).*

[96] Sarno E. N. *Oldest and most feared disease.* The Lancet. Supplement 2001; 358: S39.

muqueuses, testicules). Le microbe responsable est un cousin du bacille tuberculeux ; il s'agit de *Mycobacterium leprae*. La lèpre serait survenue en Afrique de l'Est pour ensuite se répandre avec les migrations humaines[97]. Il serait erroné de considérer la lèpre comme une maladie ancienne n'intéressant que les médiévalistes. Il y a 20 millions de personnes ayant souffert de la lèpre dans le monde, particulièrement dans les pays tropicaux. La maladie est transmissible, mais le processus de la transmission est encore obscur. La réponse de l'organisme, la résilience anti-lèpre, est capitale pour la forme que revêt la lèpre après le contage[98], forme qui peut aller, nous l'avons vu, de l'absence de symptôme à la lèpre tuberculoïde (dont les lésions contiennent peu de bacilles) ou lépromateuse (maladie plus disséminée dont les lésions sont riches en *M. leprae*). Il existe des formes intermédiaires (lèpre *borderline*). En résumé, la lèpre est la maladie la plus souvent en cause dans les mutilations de la main dans le monde, elle est également souvent responsable de cécité. Actuellement on préfère distinguer deux formes de lèpre, la première pauci-bacillaire comportant moins de cinq lésions, la seconde, multi-bacillaire avec plus de cinq lésions. La lèpre n'inquiète plus les Européens ainsi qu'elle le fit jadis[99]. La maladie existant depuis des temps reculés a connu, en Europe, une formidable décroissance après l'épidémie de peste noire. Comment expliquer la disparition de la lèpre européenne ? Quelle est la mystérieuse démorésilience qui a pu évacuer le fardeau de cette maladie ? L'hypothèse généralement

[97] Monot M. *et al. On the origin of leprosy*. Science. 2005; 308: 1040-2.

[98] Cause matérielle de la contagion : substances organiques telles que squames, exsudats, servant de vecteurs aux microbes. In Garnier M *et* al. *Dictionnaire des Termes de Médecine*. Maloine. Paris 1988.

[99] Beriac François. *Histoire des lépreux au Moyen Âge*. Imago 1988, 278 p.

proposée est que l'effondrement démographique induit par la peste a entravé la transmission interhumaine de la lèpre. Une autre possibilité est celle d'une résistance croisée entre la lèpre et la peste expliquant la résistance anti-lèpre acquise à la suite d'une immunisation contre la peste. Ceux qui étaient sensibles à une maladie l'étaient à l'autre et furent éliminés ; seuls subsistaient les bons résilients à la peste (et à la lèpre). Il n'en est pas moins vrai que la lèpre a existé en Europe, particulièrement au nord du continent jusqu'au début du XXe siècle et sa disparition pratiquement totale du continent demeure inexpliquée. Néanmoins, la dernière léproserie européenne existe toujours, elle se trouve à Fontilles, en Espagne (province d'Alicante), elle compte une trentaine de malades.

Nous l'écrivions plus haut, les lépreux étaient considérés en tant qu'incurables un peu maudits ils étaient par conséquent bannis, déportés. Parfois on leur autorisait une vie isolée d'ascète, d'anachorète de la maladie, tel le lépreux mentionné par Xavier de Maistre. Un jour de 1810, à Saint-Pétersbourg où il vécût, quelqu'un dit à Xavier de Maistre que la lèpre n'existait plus. Alors, de Maistre lui parla du lépreux de la cité d'Aoste qu'il avait rencontré. Ainsi il eut l'idée de raconter ce qui était arrivé. Alors, on apprit qu'il y avait des familles de lépreux dans le Piémont au moment des campagnes de Bonaparte. Le héros de Xavier de Maistre était reclus dans la « *tour de la frayeur*[100] » :

« - *Qui est là, que me veut-on ?*

- *Excusez un étranger, répondit le militaire, à qui l'aspect agréable de votre jardin a peut-être fait*

[100] D'après Dastre Albert. *La lèpre*. La Revue des Deux Mondes. 1901. Tome 4. p. 198-218.

commettre une indiscrétion, mais qui ne veut nullement vous troubler.

- N'avancez pas répondit l'habitant de la tour en lui faisant un signe de la main, n'avancez pas ; vous êtes auprès d'un malheureux attaqué de la lèpre. [...]

Le lépreux se couvrit la tête d'un large feutre dont les bords rabattus lui cachaient le visage[101] ».

On imagine sans peine que la vie de reclus dans une léproserie était une épreuve, pourtant, déjà au Moyen Âge, les autorités veillaient à ce que de faux lépreux ne profitent pas de ces imitations d'hospices pour y être logés et nourris gracieusement. Graham Greene par la voix de l'architecte Querry ayant quitté le monde du succès qui était le sien évoque le fait :

« - *Peu de gens choisiraient une léproserie comme villégiature.* [...] *J'ai eu peur qu'il nous soit tombé un léprophile sur les bras* ».

Et le docteur Colin, l'interlocuteur du héros laisse entendre que l'hôpital du bon docteur Schweitzer abriterait des léprophiles :

« *Vous savez parfaitement que les léprophiles existent, bien qu'il s'agisse plus souvent de femmes que d'hommes. Schweitzer semble les attirer. Elles aimeraient*

[101] P. 2, in *Le lépreux de la cité d'Aoste*. Reycend. 1830, 15 p. De Xavier de Maistre (1763-1852). Né en Savoie alors possession du Royaume de Sardaigne. Il s'engage dans l'armée et se bat contre les Français. Plus tard il s'engage dans l'armée russe et vit à Saint Petersburg. Puis, marié à une princesse russe il s'installe en famille à Florence. À la mort de ses enfants il reviendra à Saint Petersburg où il demeurera jusqu'à sa mort. *Le lépreux de la cité d'Aoste* raconte, sous la forme d'un dialogue, les difficultés d'un lépreux confiné dans une tour.

laver les pieds en se servant de leurs cheveux, comme la femme de l'évangile, plutôt que les nettoyer de manière plus antiseptique[102] ».

Aucun des écrivains qui précèdent et c'est heureux pour eux n'a a été frappé par le bacille de Hansen. Pourtant, les lépreux ont aiguillonnés les écrivains, les ont-ils « excités » comme l'a écrit Montherlant qui incidemment critiqua de façon acerbe Xavier de Maistre et Paul Claudel ayant également écrit sur la lèpre :

« *Et j'espère qu'on fera des thèses sur nous : les lépreux excitent les littéraires. Maistre et le lépreux de la cité d'Aoste, Huysmans et Sainte Lygdwine de Schiedam, et ce type du faux chef-d'œuvre, d'un faux génie, La jeune Violaine*[103] ».

---

[102] P. 48, p. 57, p. 97, in *La saison des pluies* (*A Burnt-out Case* 1960. Traduction de Marcelle Sibon). Robert Laffon. 2007, 378 p. De Graham Greene (1904-1991). Écrivain anglais. Il fut d'abord journaliste et plus particulièrement critique littéraire. Converti au catholicisme pour se marier il devint écrivain et voyageur. Ses ouvrages se partagent en œuvres strictement littéraires et en thrillers. *La saison des pluies* raconte l'histoire d'un architecte au sommet de sa gloire qui « plaque » tout pour porter de l'aide dans une léproserie congolaise. Durant cette démarche le héros (Querry) se soigne, il soigne son indifférence aux autres.

[103] P. 145, in *Les jeunes filles. Les lépreuses*. Gallimard 1939, 247 p. D'Henry de Montherlant (1895-1972). Romancier, dramaturge, poète, académicien français. Issu d'une famille de petite noblesse il manifeste très jeune son goût pour l'écriture et débute ses études dans une institution religieuse. Plus tard, il est gravement blessé durant la première guerre mondiale. Remis, il voyage en Italie, au Maroc, en Espagne, en Algérie. Il est farouchement opposé aux accords de Munich. Il est réformé et devient correspondant de guerre durant la campagne de France. Ses ouvrages écrits durant cette période le feront suspecter de collaboration. Poursuivi à la libération mais jamais condamné il se retire de toute vie mondaine mais est élu à l'Académie française. En 1968 il devient quasiment aveugle et se suicide en 1972.

Montherlant dira plus tard : « *J'ai une conception simpliste de l'art dramatique, selon laquelle il faut que l'on croie que c'est vrai*[104] ». Il est connu que Montherlant et Claudel se détestaient, le second pressenti pour être du comité de la NRF aurait dit : « *Soit, mais à la condition que les traces de cet immonde putois de Montherlant soient d'abord désinfectées* ».

La peste

La peste est une affection qui frappe vigoureusement, elle est aujourd'hui une maladie curable, mais sa gravité potentielle demeure. La virulence de ses attaques, alors qu'elle restait incurable, explique les descriptions de ses épidémies qui, apocalyptiques, décrivent des situations illustrées essentiellement par une mortalité considérable. Lèpre et peste furent des maladies bibliques et des archétypes d'épidémies, particulièrement utilisées par les romanciers, mais elles furent des épidémies qui différaient par leur agressivité et la brutalité de leurs attaques. La peste connue depuis l'antiquité pour ses ravages démographiques fut rendue célèbre sous le nom de peste noire par une épidémie qui dépeupla l'Europe du XIVe siècle. Une épidémie appelée peste, mais qui n'était probablement pas la peste a été excellemment et longuement décrite cliniquement par Thucydide dans son ouvrage sur la guerre du Péloponnèse. Le document se caractérise également par une analyse

---

Les jeunes filles est un cycle romanesque férocement misogyne, misogynie attribuée selon certains à l'homosexualité de l'auteur. *Les lépreuses* est l'ouvrage qui termine le cycle. Montherlant y critique le mariage, le couple et la famille.

[104] Henry de Montherlant cité dans *Montherlant critique* P. 175, de Domenget Jean-François. Droz 2003, 325 p.

circonstanciée des conséquences morales, sociales, politiques et militaires de l'épidémie. Thucydide a remarquablement dépeint comment une épidémie était synonyme de peur, de douleur morale, de désappointement, de perte des repères sociaux, de disparition des repères moraux. La guerre narrée par Thucydide débuta en 431 avant J.-C. Au début de l'été de la deuxième année de conflit les Péloponnésiens ont envahi l'Attique et forcé les habitants à se réfugier derrière les murailles de la ville qui s'en trouva surpeuplée. Après l'incursion de l'armée lacédémonienne dans l'Attique la peste apparut. La mortalité fut considérable, la maladie frappa durant l'année et l'année suivante pour réapparaître en 425 avant J.-C. L'épidémie aurait tué un tiers de la population athénienne. Ses effets calamiteux sur le peuple athénien racontés par le talent de Thucydide en ont fait une sorte de reine des pestes. La relation de Thucydide allait d'ailleurs inspirer les écrits de Lucrèce (peste d'Athènes), Virgile (Géorgiques) puis Procope dans sa recension de la peste de Justinien.

Lorsque la peste d'Athènes s'installa, rien, pas même l'appel aux dieux ne put empêcher l'épidémie de progresser. Chapitre II C 47 :

« *Dès le commencement de l'été suivant et comme l'année précédente, les Péloponnésiens et leurs alliés envahirent l'Attique avec les deux tiers de leurs forces, sous le commandement du roi des Lacédémoniens, Archidamos, fils de Zeuxidamos. Ils installèrent leur camp dans le pays et se mirent à saccager les campagnes. Quelques jours seulement après leur arrivée, la peste fit sa première apparition parmi les Athéniens. Précédemment déjà, plusieurs pays, dans la région de Lemnos et ailleurs, avaient été, dit-on, atteints par le même mal, mais on ne gardait nulle part le souvenir d'une épidémie aussi violente et aussi meurtrière que celle-ci. Les médecins, soignant pour la première fois une maladie qu'ils ne connaissaient pas, étaient impuissants. C'est même parmi eux que la mortalité fut le plus élevée, car ils avaient avec les malades des contacts plus fréquents. Tous les moyens d'action humains restaient inefficaces. Quant aux prières qu'on faisait dans les temples, aux consultations d'oracles et autres moyens de ce genre, tout cela n'était d'aucun secours et, comme le mal se montrait le plus fort, on cessa finalement d'y avoir recours..*[105] ».

On a reproché à Thucydide d'avoir « imaginé » les symptômes. Difficile d'accepter une telle critique alors que lui-même fut atteint et fit une peinture détaillée et convaincante de vérité de la marche de la maladie puis de ses manifestations pathologiques. Le chapitre II C 48 nous éclaire sur les événements :

« L'épidémie prit naissance, dit-on, en Ethiopie, au-dessus de l'Egypte. De là elle se répandit en Egypte même, en Lybie et dans une grande partie des Etats du roi de Perse. Puis elle s'abattit soudain sur les Athéniens, frappant d'abord les habitants du Pirée, où le bruit courut que les Péloponnésiens avaient empoisonné les citernes, - car il n'y avait pas encore de fontaines dans l'agglomération. Par la suite, elle atteignit la ville haute et se déchaîna dès lors avec une violence beaucoup plus meurtrière. Je laisse à tout autre que moi, médecin ou profane, le soin de proposer une explication valable sur les origines de ce mal et de préciser les causes susceptibles de provoquer de telles perturbations dans l'organisme. Pour ma part, j'en décrirai les symptômes et

[105] Thucydide. *La guerre du Péloponnèse*. (Traduction de Denis Roussel) Gallimard 2000, 900 p. Thucydide (460-395 av. J.-C.). Citoyen grec, plus précisément athénien. Particulièrement connu pour avoir écrit l'Histoire de la guerre du Péloponnèse entre Athènes et Sparte (Entre 431 et 404 av. J.-C.).

je donnerai des détails qui, s'ils viennent à se déchaîner à nouveau, permettront autant que possible de ne pas être pris au dépourvu et d'en reconnaître la nature. Moi-même, je me suis trouvé atteint et j'ai aussi vu de mes yeux des patients ».

Tout indique que Thucydide a souffert de la peste, dite peste d'Athènes, si peste il y avait, car on s'interroge sur la nature de l'épidémie qui dévasta la Grèce. En effet, il est des experts qui considèrent que la peste qui frappa les Grecs, c'est-à-dire celle décrite par Thucydide, n'était pas une vraie peste. Ainsi on a proposé en tant qu'épidémies de remplacement diverses maladies dont le typhus, la grippe ou Ebola ! Il est vrai que les lignes qui suivent (II c 49) évoquent le typhus. Une peste sans ganglions protubérants, est-ce bien une peste ? Disons pour la défense du narrateur que Thucydide était présent lors de l'épidémie et qu'il en fut victime. Si ça n'était pas la peste, la vraie, ce fut la peste de Thucydide. Après tout, les « experts » sont souvent juges et parties, ils nous font régulièrement toucher du doigt les limites de leur connaissance. Lisons à ce sujet que dit Hans-Georg Gadamer, philosophe, philologue et grand herméneute :

« *Quant à l'expert, il est une instance inattaquable. Dès lors que seul un expert peut juger un expert et que l'expert est seul juge même dans le cas d'un échec ou d'une erreur.* [...] *L'invocation de la science est irréfutable. La conséquence inéluctable de cela est que la science est convoquée bien au-delà de ce pourquoi elle est effectivement compétente*[106] ».

Peut-être est-il plus approprié de parler de l'épidémie d'Athènes plutôt que de la peste ? Que s'est-il

---

[106] P. 29, in Gadamer Hans-Georg. *Philosophie de la santé.* (Traduction Marianne Dautrey). Grasset-Fasquelle-Mollat 1998, 183 p.

réellement passé durant l'été 430 avant notre ère ? Il est très difficile d'avoir des certitudes.

Continuons donc à accorder toute notre confiance à celui qui fut sur le terrain, il nous décrit sa peste, celle qui frappa un nombre inouï de Grecs :

II C 49 : « *On s'accordait généralement pour constater que cette année-là, les autres maladies avaient été exceptionnellement rares et ceux qui, antérieurement, avaient pu se trouver souffrants, furent tous atteints finalement par le nouveau mal. Quant aux autres, sans aucune cause apparente et alors qu'ils étaient en pleine santé, ils commençaient par ressentir brusquement à la tête une chaleur brûlante, accompagnée de rougeur et d'inflammation des yeux. Les parties internes, c'est-à-dire la gorge et la langue, devenaient aussitôt sanguinolentes ; la respiration était irrégulière et l'haleine fétide. C'étaient ensuite des éternuements avec enrouement de la voix. Bientôt le mal descendait dans la poitrine, provoquant une toux violente. Lorsqu'il atteignait le cœur, des troubles graves s'y produisaient et le patient évacuait avec de vives souffrances toutes les espèces d'humeurs bilieuses que les médecins ont distinguées. Puis, dans la plupart des cas, on était pris de spasmes entraînant non plus des vomissements, mais de violents convulsions. Cette crise survenait tantôt après que les nausées se fussent calmées, tantôt beaucoup plus tard. Extérieurement, le corps ne semblait pas tellement brûlant quand on le touchait et la couleur n'en était pas bilieuse ; il était rougeâtre, livide, parsemé de petites phlyctènes et d'ulcères. Pourtant, les malades ressentaient intérieurement une fièvre si dévorante que les vêtements les plus légers et les plus fines étoffes de lin leur étaient insupportables ; ils tenaient à rester nus et leur plus grand désir était de se jeter dans l'eau froide. C'est du reste ce qu'ils firent souvent, quand ils n'avaient personne pour les garder : en proie à une soif inextinguible, ils allaient se jeter dans les citernes. On pouvait les faire boire plus ou moins, cela ne changeait rien à leur état. Ils étaient continuellement torturés par une agitation impossible à calmer et par le manque de sommeil. Pendant la phase la plus aiguë de la maladie, les forces du patient ne déclinaient guère et il opposait à la souffrance une résistance surprenante. Ainsi la plupart des malades étaient emportés par le feu qui les brûlait intérieurement soit le neuvième jour, alors qu'il leur restait encore quelque vigueur. Ou bien, quand on franchissait ce terme, le mal descendait dans les intestins, où il provoquait une forte ulcération et de violentes diarrhées, si bien que, dans la majorité des cas, on finissait par mourir d'épuisement. La maladie qui se déclarait dans la tête, parcourait ainsi tout le corps de haut en bas. Ceux qui avaient échappé au pire, se voyaient atteints aux extrémités. Leurs organes génitaux, leurs doigts, leurs orteils étaient attaqués et beaucoup se rétablirent qu'après les avoir perdus. Certains devinrent aussi aveugles. Quelques-uns se trouvèrent frappés d'amnésie complète dans les jours qui suivirent leur guérison. Ils ne savaient plus qui ils étaient et ne reconnaissaient pas leurs amis* ».

Thucydide souligne la virulence de l'épidémie, il avoue ses difficultés pour rapporter le caractère destructeur du fléau :

II C 50 : « *Les mots sont impuissants à décrire les caractéristiques de ce mal. Il infligea à ceux qui furent touchés une épreuve dépassant les forces humaines. Voici encore une observation qui montre bien qu'il s'agissait d'une maladie sans rapport avec les affections ordinaires : alors qu'un grand nombre de cadavres gisaient sans sépulture, les oiseaux et les quadrupèdes qu'attirent habituellement la chair humaine, ou bien ne s'en approchaient pas, ou bien mouraient après y avoir touché. Il s'agit d'un fait contrôlé : on constata en effet la disparition des oiseaux carnassiers, qui ne se montraient ni autour des cadavres ni nulle part. Mais le comportement des chiens, animaux vivant dans la société des hommes, était plus significatif encore* ».

Quelle était donc cette maladie qui empoisonnait les rapaces ? Selon Thucydide la maladie mystérieuse pour lui, autant que pour nous, entraînait une réponse immunitaire qui lorsqu'elle était suffisamment performante permettait d'en réchapper et d'être ainsi « vacciné » contre de nouvelles attaques de la peste de Thucydide.

II C 51 : « *Les uns mourraient privés de secours, les autres, entourés de tous les soins. Quant aux traitements appliqués pour soulager les malades, aucun d'eux, disons-le, ne pu faire ses preuves. Ce qui faisait du bien à l'un aggravait l'état de l'autre. Aucune constitution, forte ou faible, ne se montra capable de résister au mal, qui emportait indifféremment tout le monde, y compris ceux qu'on soignait de toutes les façons possibles. Le plus terrible dans cette maladie, c'était l'état de dépression morale dans lequel on sombrait souvent en s'apercevant qu'on était atteint. On renonçait alors d'emblée à toute espérance, si bien qu'au lieu de lutter, on se laissait complètement aller. C'était aussi le fait qu'en soignant les autres, on contractait soi-même la maladie et qu'ainsi les hommes périssaient comme des troupeaux. Les ravages causés par l'épidémie s'en trouvèrent décuplés. Quand, pris de peur, les gens refusaient d'aller les uns chez les autres, ils périssaient abandonnés de tous. Ainsi, nombre de demeures, où personne ne voulait faire le garde-malade, se vidèrent de leurs habitants*. […] *Mais on se montrait plus compatissant envers les malheureux qui mourraient ou qui souffraient quand on avait soi-même réussi à surmonter l'épreuve, car, on se sentait désormais à l'abri du danger. En effet le mal ne frappait pas deux fois un même homme, ou du moins, la rechute n'était pas mortelle. Aussi les rescapés recevaient-ils les congratulations des autres et leur joie était sur le moment si vive, qu'il leur arrivait d'espérer dans un rêve qu'ils ne succomberaient jamais à aucune autre maladie* ».

Ce que nous montre Thucydide est une approche des notions de contagion et de celles d'immunité acquise, car ainsi qu'il le raconte, ceux qui, non immunisés, soignaient les malades contractaient la maladie (II.47 et II.51) et les soldats indemnes - donc n'ayant acquis aucune protection - qui firent le siège de Potidée furent contaminés par ceux conduits par Hagnon (II.58).

II. 58 : « ... *Hagnon, fils de Nikias, et Cléopompos, fils de Cleinas, qui étaient stratèges avec Périclès, prirent le commandement des forces avec lesquelles ce dernier avait attaqué le Péloponèse et partirent immédiatement en expédition contre les Calcidiens de Thrace et contre Potidée dont le siège durait toujours. Une fois sur place, ils attaquèrent la ville avec des machines et mirent tout en œuvre pour la prendre. L'expédition se solda finalement par un échec. Potidée ne fut pas prise et les résultats obtenus par ailleurs furent médiocres, quand on pense à l'importance des forces engagées. L'épidémie, en effet, se déclara parmi les troupes athéniennes qui furent durement éprouvées. Le corps expéditionnaire se trouva ainsi mis hors de combat et les hommes d'Hagnon contaminèrent même les trouves qui se trouvaient là avant eux et qui avaient été jusque-là en parfaite santé. Hagnon dut rentrer à Athènes avec la flotte, après avoir, en une quarantaine de jours, perdu, du fait de la maladie mille cinquante hoplites sur les quatre mille qu'il avait amenés. L'armée qui se trouvait dans le pays avant son arrivée demeura sur place et poursuivit le siège de Potidée* ».

Le phénomène d'immunité acquise est décrit en II.51 ou Thucydide précise que lorsqu'on s'était remis d'une attaque, on ne faisait plus la maladie ou de façon atténuée. En somme il était plus bénéfique d'être immunisé que de se tourner vers la religion dont on considérait qu'elle n'apportait aucun soulagement. On abandonnait bien des critères de la morale sacrée au point que même les défunts ne furent plus traités avec le respect coutumier au point qu'on n'hésitait pas à « pirater » les bûchers des autres défunts :

II C 52 : « *La situation des Athéniens, déjà accablés par l'épidémie, était encore aggravée par l'entassement des campagnards dans la ville. Les réfugiés furent particulièrement éprouvés. Faute de logements pour les accueillir, ils vivaient dans des baraquements où l'atmosphère, en cette saison de l'année, était irrespirable. Les morts et les moribonds gisaient pêle-mêle. On voyait des agonisants tituber dans les rues. Des malades à demi morts et dévorés par la soif assiégeaient les fontaines. On mourrait dans les sanctuaires où campaient les réfugiés et dont le sol était jonché de cadavres. Les gens dépassés par l'ampleur du fléau et ne sachant ce qu'ils allaient devenir, en vinrent à ne plus se soucier des lois divines ou humains. On ne respectait plus aucun des usages qu'on observait avant dans les funérailles. Lee familles que la mort avait frappées à plusieurs reprises manquaient des objets nécessaires aux obsèques et beaucoup eurent alors recours à des pratiques indécentes. Trouvant des bûchers dressés par d'autres, ils y déposaient avant eux les cadavres des leurs et y mettaient le feu. Ou bien, sur les bûchers où des corps étaient déjà en train de brûler, ils jetaient les cadavres qu'ils avaient apportés et prenaient la fuite* ».

Lors des épidémies de peste, l'état de résistance différait selon les individus, à ce hasard apparent de sensibilité on essayait de trouver une logique :

« ... *on apprit à Valence que la peste frappait tout le pays. Les morts ne se comptaient plus. Les enterrements groupés rassemblaient parfois plus de dix cercueils fabriqués à la hâte avec du bois vert. Les jeunes étaient particulièrement touchés par la forme bubonique qui préférait les corps vigoureux aux vieillards secs. La maladie agissait avec la plus grande fantaisie, prenant toute une famille dans un hameau, épargnant les autres* [...]. *La volonté de Dieu échappait aux hommes*[107] ».

La susceptibilité des sujets jeunes est un fait également observé lors de l'épidémie de grippe espagnole. Néanmoins, la recherche longue et détaillée de l'anthropologue Sacha Kacki n'a pas confirmé une susceptibilité particulière des sujets jeunes à la peste[108]. On observait néanmoins que durant l'épidémie la peste semblait s'épuiser alors que la résistance des survivants augmentait :

« *En trois semaines et par des chutes successives, elle parut s'épuiser dans les cadavres de moins en moins nombreux qu'elle alignait. Elle perdit, en un cours espace de temps, la presque totalité des forces qu'elle avait mis des mois à accumuler*[109] ».

Ceci s'accorde avec la notion de démorésilience que nous aborderons plus loin.

---

[107] P. 83, in Bordes Gilbert. *La peste noire. La conjuration des Lys*. XO Éditions 2006., 339 p.

[108] Kacki Sacha. *Influence de l'état sanitaire des populations anciennes sur la mortalité en temps de peste. Contribution à la paléo-épidémiologie*. Thèse d'Anthropologie Biologique. Université de Bordeaux. Mai 2016. 750 p.

[109] P. 244, in Camus Albert. *La peste*. Gallimard 1963, 248 p.

Les sollicitations mystiques étant sans succès, la mort paraissant prochaine, on brûlait la chandelle par les deux bouts, on s'adonnait aux différents plaisirs de façon frénétique, la déliquescence morale décrite par Thucydide fut celle connue de façon quasi-constante au cours des épidémies :

II C 53 : « *Avec l'épidémie, on vit encore d'autres formes de désordre se répandre pour la première fois dans la ville. Impressionné par le spectacle de ces brusques changements de fortune qui faisaient soudain périr les heureux de ce monde et livraient leurs biens à ceux qui n'avaient rien possédé, on se livra plus librement à des plaisirs que l'on cachait naguère. Parce que la vie et la richesse paraissaient également précaires, on s'empressait de dépenser ce qu'on avait et de jouir de l'existence. Quant à persévérer dans une entreprise qui avait pu jadis paraître méritoire, on ne se sentait plus pour cela la moindre ardeur. Savait-on en effet si l'on ne mourrait pas avant que le but fût atteint ? On en vint à considérer à la fois estimables et utiles les jouissances immédiates et toute chose, d'où qu'elle vint, qui permettait de se les procurer. On n'était plus retenu ni par la crainte des dieux ni par les lois humaines. Voyant autour de soi la mort abattre indistinctement les uns et les autres, on ne faisait plus aucune différence entre la piété et l'impiété. Et quant aux délits que l'on pouvait commettre, nul ne s'attendait à vivre assez longtemps pour subir le châtiment. Chacun redoutait bien davantage l'arrêt déjà prononcé contre lui et suspendu sur sa tête et l'on trouvait tout naturel de tirer quelque plaisir de la vie avant d'en être frappé*[110] ».

---

[110] Thucydide. *La guerre du Péloponnèse.* (Traduction de Denis Roussel) Gallimard 2000. Chapitre II. La deuxième année de la guerre (mars 430 – février 429).

L'œuvre de Thucydide a été suivie d'un roman médiéval tout aussi fameux dû à Boccace, le *Décaméron*, dont les protagonistes vivent leurs aventures lors de l'épidémie de peste noire. Pour fuir l'épidémie qui dévaste la ville de Florence et pour vivre leur peur à leur façon, dix jeunes gens (sept femmes et trois hommes) se réunissent à la campagne. Pour se divertir, les personnages inventent un jeu dont la règle impose à chacun de raconter quotidiennement une histoire portant sur un thème choisi par celui qui aura été nommé roi (ou reine) du jour. Le premier et le neuvième jour, le thème était libre. Ainsi, dix jeunes gens, narrant chacun une nouvelle pendant dix jours, produisent un total de cent nouvelles :

« *De ces choses et de beaucoup d'autres semblables ou pires, naquirent diverses peurs et imaginations chez ceux qui restaient en vie, et presque tous tendaient cruellement à éviter et à fuir les malades ainsi que leurs affaires : chacun de cette manière, croyait assurer son propre salut* [...] *Certains pensaient que vivre avec modération et se garder de tout excès constituait un bon moyen de résister au fléau.* [...] *D'autres, à l'opposé, estimaient que, face à un si grand mal, nul remède n'était plus sûr que boire beaucoup, se donner du bon temps,* [...] *tenter de satisfaire toutes ses envies*[111] ».

Le héros de Boccace connaissaient la peur, peur les incitant à fuir d'où des choix d'agissements qui en temps d'épidémies allaient de la sagesse à la débauche.

---

[111] *Décaméron.* (Traduction Christian Bec) Le Livre de Poche 1994, 894 p. De Boccace (Giovanni Boccacio, 1313-1375), un écrivain toscan né à Florence, connu pour sa rédaction du *Décaméron* qui en fit l'écrivain italien le plus célèbre du Moyen Âge. Il assista aux effets dévastateurs de la peste noire, ce qui probablement lui inspira la rédaction de l'ouvrage qui lui valut la célébrité. Il mourra néanmoins dans la misère à Certaldo.

Bien entendu nous retrouvons la peste chez Dante mentionnée dans l'Enfer ; en effet, comment parler de l'enfer sans évoquer la peste :

« *Je ne crois pas qu'il fut plus terrible de voir à Egine tout le peuple malade*[112] ».

Egine est une petite île près d'Athènes à qui la peste avait été envoyée par Junon jalouse de la nymphe Egine, aimée de Jupiter, lequel remplaça les habitants morts par des fourmis qui se changèrent en hommes, les Myrmidons (d'après les Métamorphoses d'Ovide).

La peste noire du XIVe siècle partie d'Asie a frappé le continent européen. Songeons à l'extraordinaire sentiment d'impuissance des Européens mourants, écrasés par un mal dont ils n'avaient aucune idée de la cause ou plutôt qui en avaient des idées erronées. Tout le monde était frappé. La peste, la grande niveleuse ne faisant pas de quartier, la démographie européenne allait connaître un extraordinaire changement, un effondrement quantitatif qu'on ne pourra probablement jamais chiffrer précisément. On a comparé les conséquences démographiques de la peste noire à celles d'un conflit nucléaire. L'analogie vaut ce qu'elle vaut, à savoir que le contexte de l'épidémie de

[112] L'enfer XXIX 58-59 in *La divine comédie. I. Enfer.* (Traduction Jacqueline Bisset) Flammarion. 2010, 628 p. De Dante Alighieri (1265-1321). Écrivain florentin, il est l'auteur de la Divine comédie. Il connut un amour malheureux prénommé Béatrice et idéalisé par Dante dans la *Vita nuova*. Durant le conflit entre les Guelfes et les Gibelins, il prend partie pour les premiers. Plus tard il devra quitter Florence dont il est banni et condamné au bûcher. Il aura ensuite une vie d'errance avant de mourir à Ravenne. *La divine comédie* raconte un voyage imaginaire en enfer puis au purgatoire et au paradis en compagnie de Virgile. Durant ce long parcours Dante rencontre une centaine de personnages mythiques de l'antiquité ou contemporains de l'auteur.

peste noire est incomparable. En Europe, le pourcentage des personnes décédées varie, selon les estimations, de 30 à 50 % selon les pays, les provinces, les villes. La pression démographique fut telle que deux à trois siècles furent nécessaires pour retrouver la densité initiale, celle qui précédait la survenue de l'épidémie. On estime que dans les grandes villes du midi de la France (Marseille, Avignon, Montpellier) la mortalité a emporté de la moitié à quatre cinquième des citadins. Il n'y a pas d'explication pertinente pour justifier les différences des bilans européens : 80 % de morts à Majorque, 65 % des Génois, 60 % des Londoniens. Huit cents morts par jour à Paris, six cents à Vienne. Les écarts du dépeuplement ont-ils une explication biologique ? sociale ? Les deux à la fois ? S'agit-il tout simplement d'erreurs dans les évaluations ? Lorsque les bilans atteignaient de tels chiffres, nous comprenons que dans tous les cas cités, les campagnes, les villes, les pays se vidaient véritablement de leurs habitants. Il s'agissait, dans certaines parties de la campagne française d'une désertification brutale par évanescence de la population. Les mourants étaient abandonnés à eux-mêmes et la gestion des cadavres devenait un problème insoluble ; qui se souciait de bilans précis ?

En 1720 la peste frappe Marseille pour la dix-neuvième fois dans l'histoire de la ville. Le 25 mai 1720, le *Grand Saint-Antoine*, un navire où des marins sont atteints, arrive à Marseille. Début août, il meurt 100 personnes par jour, puis rapidement le nombre de décès quotidiens s'élève à 300. Courant août 1720, la mortalité quotidienne atteindra 500 puis 1 000 morts. Fin août, personne ne prend soin des 8 000 corps abandonnés dans les rues à la faim des chiens errants. Plus de volontaire pour ramasser les cadavres. On sollicite les forçats en leur promettant la liberté en échange du travail de « corbeaux ».

La plupart d'entre eux meurent durant leur macabre récolte. Le premier septembre, l'échevin Moustier procède, aidé des forçats, à l'enlèvement de 1 200 cadavres. Le chevalier Roze se charge du quartier populaire de la Tourette où 1 000 cadavres pourrissent sur l'esplanade alors que les survivants sont cloîtrés dans leurs demeures, volets clos. À la fin de l'épidémie, Marseille comptera 50 000 morts, la moitié de sa population.

À propos de peste et particulièrement celle de Marseille on ne peut ne pas se référer à ce qu'écrivit Chateaubriand :

« " Marseille " dit M. Lemontey, " sortait en 1720 du sein des fêtes qui avaient signalé le passage de mademoiselle de Valois, mariée au duc de Modène. A côté de ces galères encore décorées de guirlandes et chargées de musiciens, flottaient quelques vaisseaux apportant des ports de la Syrie la plus terrible calamité ". [...] *Le navire fatal dont parle M. Lemontey, ayant exhibé une patente nette, fut admis un moment à la pratique. Ce moment suffit pour empoisonner l'air ; un orage accrut le mal et la peste se répandit à coups de tonnerre.* [...] *Les portes de la ville et les fenêtres des maisons furent fermées. Au milieu du silence général on entendait quelquefois une fenêtre s'ouvrir et un cadavre tomber ; les murs ruisselaient de son sang gangrené, et des chiens sans maître l'attendaient en bas pour le dévorer. Dans un quartier dont tous les habitants avaient péri, on les avait murés à domicile comme pour empêcher la mort de sortir. De ces avenues de grands tombeaux de familles, on passait à des carrefours dont les pavés étaient couverts de malades et de mourants étendus sur des matelas et abandonnés sans secours. Des carcasses gisaient à demi pourries avec de vieilles hardes mêlées de boue ; d'autres corps restaient debout appuyés contre les murailles, dans l'attitude où ils avaient expirés.* [...] *Quand la contagion commença de se*

ralentir, M. de Belsunce, à la tête de son clergé, se transporta à l'église des Accoules : monté sur une estrade d'où l'on découvrait Marseille, les campagnes, les ports et la mer, il donna la bénédiction, comme le pape, à Rome, bénit la ville et le monde : quelle main plus courageuse et plus pure pouvait faire descendre sur tant de malheurs la bénédiction du ciel ? [...] *C'est ainsi que la peste dévasta Marseille, et cinq ans après ces calamités, on plaça sur la façade de l'hôtel de ville l'inscription suivante, comme ces épitaphes pompeuses qu'on lit sur un sépulcre : Massilia Phocensium filia, Romae soror, Carthaginis terror, Athenarum aemula ». (Marseille, fille de Phocée, sœur de Rome, terreur de Carthage, émule d'Athènes)*[113] ».

La peste de Marseille [114] dont nous parle Châteaubriand fit également l'objet d'un chapitre d'un ouvrage de Marcel Pagnol publié après sa mort. Il s'agit du récit d'anecdotes vécues par des Marseillais demeurant dans un quartier de la ville et constituant un groupe qui eut le mérite de se rassembler, de se serrer les coudes pour se

[113] *Mémoires d'outre-tombe.* Gallimard 2008, 1231 p. De François-René de Chateaubriand (1768-1848). Né à Saint-Malo, il est un « monument » de la littérature française. En désaccord avec la révolution il part en Amérique en 1791, plus tard il est incorporé à l'armée des princes et émigre en Angleterre. Opposé à Napoléon Bonaparte il devient ministre de Louis XVIII et pair de France. Il est ensuite ambassadeur en Allemagne, en Italie puis quitte la vie politique au décès de Charles X. Il est l'auteur, entre autres de *Le génie du Christianisme* et des *Mémoires d'outre-tombe. Mémoires d'outre-tombe* fut rédigé en 32 ans. Chateaubriand y relate les faits historiques dont il est témoin ainsi que les événements de sa vie personnelle et intime. On s'accorde pour reconnaître les grandes qualités littéraires de l'ouvrage.

[114] La peste de1720 succède à dix-huit autres épidémies du même mal dont la première, survenue un demi-siècle avant notre ère, fut mentionnée par Jules César dans sa recension de la conquête de la Gaule.

protéger de l'épidémie. On essaya différentes recettes dont un traitement par un vinaigre spécial :

« *Maître Pancrace* (le médecin) *dit : apportez-moi plusieurs bottes de rue, de menthe, de romarin et d'absinthe ; en les faisant macérer dans le vinaigre, nous obtiendrons une liqueur qui s'appelle le Vinaigre des Quatre Voleurs, et qui a fait merveille pendant la peste de Toulon, il y a tout juste soixante-dix ans*[115] ».

Pagnol souligne ce qu'avait été l'effroyable mortalité dans la capitale phocéenne :

« Les morts étaient entassés pêle-mêle : on les avait jetés sur ces chariots et quelquefois du haut d'une fenêtre : Un bras pendait, une jambe se balançait du bord d'un plateau sans ridelle, près dune tête renversée, le menton pointé vers le ciel et la bouche ouverte... Beaucoup étaient nus[116] ».

Chateaubriand reprend à l'occasion de l'histoire de la peste de Marseille les récits des principales pestes du passé. Il donne de la peste d'Athènes une description herpétologique remarquable puis fait du bilan démographique de la peste noire, un des plus terrifiant connu :

« *A l'époque de la peste d'Athènes, l'an 431 avant notre ère, vingt-deux grandes pestes avaient déjà ravagé le monde. Les Athéniens se figurèrent qu'on avait empoisonné leurs puits ; imagination populaire renouvelée dans toutes les contagions. Thucydide nous a laissé du fléau de l'Attique une description copiée chez les anciens par Lucrèce, Virgile, Ovide, Lucain, chez les*

---

[115] In Pagnol Marcel. *Souvenirs d'enfance. Le temps des amours*. Chapitre 9 : *Les pestiférés*. De Fallois 2014, 235 p.
[116] In Pagnol Marcel. *Souvenirs d'enfance. Le temps des amours*. Chapitre 9 : *Les pestiférés*. De Fallois 2014, 235 p.

modernes par Boccace et Manzoni. Il est remarquable qu'à propos de la peste d'Athènes, Thucydide ne dit pas un mot d'Hippocrate, de même qu'il ne nomme pas Socrate à propos d'Alcibiade. Cette peste donc attaquait d'abord la tête, descendait dans l'estomac, de là dans les entrailles, enfin dans les jambes ; si elle sortait par les pieds après avoir traversé tout le corps, comme un long serpent, on guérissait. Hippocrate l'appela le mal divin et Thucydide le feu sacré : ils la regardèrent tous deux comme le feu de la colère céleste. [...] *Une des plus épouvantable peste fut celle de Constantinople au cinquième siècle, sous le règne de Justinien, le christianisme avait déjà modifié l'imagination des peuples et donné un nouveau caractère à une calamité, de même qu'il avait changé la poésie ; les malades croyaient voir errer autour d'eux des spectres et entendre des voix menaçantes.* [...] *La peste noire du quatorzième siècle connue sous le nom de la mort noire, prit naissance à la Chine : on s'imaginait qu'elle courait sous la forme d'une vapeur de feu en rependant une odeur infecte. Elle emporta les quatre cinquièmes des habitants de l'Europe.* [...] *En 1575 descendit sur Milan la contagion qui rendit immortelle la charité de saint Charles Borromée. Cinquante-quatre ans plus tard, en 1629, cette malheureuse ville fut encore exposée aux calamités dont Manzoni a fait une peinture bien supérieure au célèbre tableau de Boccace.* [...] *En 1660 le fléau se renouvela en Europe, et dans ces deux pestes de 1629 et 1660 se reproduisirent les mêmes symptômes de délire de la peste de Constantinople*[117] ».

De fait, Chateaubriand ne connut pas la peste de Marseille ni, bien entendu celle d'Athènes. Il nous

---

[117] Chateaubriand (de) François-René. *Mémoires d'outre-tombe*. Gallimard 2008, 1231 p.

rapporte les symptômes de la maladie ainsi que l'ont fait d'autres citant des témoignages de ceux qui avaient connu une épidémie de peste comme Albert Camus au cours de son récit de la peste d'Oran :

« *La stupeur et la prostration, les yeux rouges, la bouche sale, les maux de tête, les bubons, la soif terrible, le délire, les taches sur le corps, l'écartèlement intérieur, et au bout de tout cela... Au bout de tout cela, une phrase revenait au docteur Rieux, une phrase qui terminait justement dans son manuel l'énumération des symptômes : "Le pouls devient filiforme et la mort survient à l'occasion d'un mouvement insignifiant".* [...] *(il) resta creusé ainsi pendant de longues secondes, secoué de frissons et de tremblements convulsifs, comme si sa frêle carcasse pliait sous le vent furieux de la peste et craquait sous les souffles répétés de la fièvre. La bourrasque passée, il se détendit un peu, la fièvre sembla se retirer et l'abandonner, haletant sur une grève humide et empoisonnée où le repos ressemblait déjà à la mort*[118] ».

Blas de Roblès nous propose une autre présentation des symptômes et des effets de la peste, de la mortalité extraordinaire et des comportements des survivants se livrant à des bacchanales :

« *L'année 1656 débuta hélas sous de bien mauvais auspices : la nouvelle nous parvint que la peste, venue de sud, dévastait Naples. Quoique déjà ancienne, l'épidémie qui avait privé Rome des trois quarts de ses habitants était encore dans toutes les mémoires, mais comme cela est inscrit dans la faiblesse de la nature humaine, nul ne songea vraiment que le fléau pût à nouveau parvenir jusqu'à nous. Que les gens de Naples périssent, on en était fort désolé, mais il fallait bien qu'ils eussent péché*

[118] P. 42, p. 209, in Camus Albert. *La peste*. Gallimard 1963, 248 p.

affreusement pour mériter de Dieu pareil châtiment... Protégés, croyaient-ils, par la présence du pape dans leur ville et la présomption de leur vertu, les Romains n'en continuèrent pas moins à vivre dans les fêtes et l'insouciance. Les premiers cas se manifestèrent en Janvier dans les quartiers pauvres sans alarmer vraiment une population accoutumée à toutes sortes de maladies et que sa débauche éhontée prédisposait au courroux divin. En mars, les rapports firent état de trois cents morts... [...] *En juillet, enfin, il fallut bien se rendre à l'évidence : la Mort Noire était à Rome, tuant et ravageant davantage que la plus horrible des guerres. Les gens mourraient dru comme des mouches, si bien qu'il fallut le enterrer la nuit et par charrettes entières dans les fosses communes creusées à la hâte vers les faubourgs. Faisant son profit d'un terrain si favorable à ses turpitudes naturelles, le Démon s'empara des âmes les plus faibles ; l'hérésie la plus exécrable réapparut. Sachant leur mort probable, sinon prochaine, les biens portants se vautraient dans l'orgie jusqu'aux abords des cimetières, blasphémant Dieu et morguant la malemort*[119] ».

Terminons par Marcel Pagnol pour rire un peu. On dit qu'on peut rire de tout, pourquoi pas de la peste :

Acte I, Scène IV : Fanny lisant une lettre de Marius à César : - « *Je ne t'ai pas écrit plus tôt parce que, en arrivant à Port-Saïd, nous avons eu de gros ennuis.*

---

[119] P. 562-563, in *Là où les tigres sont chez eux*. Zulma 2008, 896 p. De Jean-Marie Blas de Roblès né en 1954 à Sidi-Bel-Abbès. Écrivain ayant obtenu le prix Médicis en 2008. Il a enseigné la philosophie puis a quitté l'Éducation nationale pour se consacrer au métier de romancier. *Là où les tigres sont chez eux* met en scène des personnes vivant au Brésil à l'époque contemporaine et d'autres dans l'Europe du XVIIe dont le célèbre jésuite Athanase Kircher. À deux époques différentes, sur deux continents, éloignés les personnages balancent entre vice et vertu.

Comme un matelot du bord était mort d'une sale maladie, les autorités ont cru que peut-être c'était la peste, et on nous a mis en quarantaine ».

César : - *La peste !, tu entends, la peste ! Coquin de sort ! La peste sur son bateau !* [...] *Et puis ça n'empêche pas d'être une maladie terrible. La peste, le cou gonflé, la bouche ouverte, la langue comme une langue de bœuf ! Et le corps couvert de pustules et l'estomac en pourriture et le nombril tout gonflé et noir comme un oursin*[120] ».

Les troubles décrits ci-dessus à propos de la « sale maladie » sont, on l'aura compris, passablement fantaisistes ; peut-être l'allusion à un oursin noir a-t-elle un rapport avec la peste de la même couleur ?

Le choléra

Avec le choléra nous retrouvons ceux qui sont peut-être deux des plus fameux des auteurs ayant raconté la mortalité due à la maladie qui pouvait emporter ses victimes en quelques heures. Tout d'abord, Chateaubriand qui, décrivant le choléra de Paris de 1832, a pu dans ce cas faire appel à sa mémoire pour souligner les effets destructeurs de celui qu'on nomma le bacille virgule, sa marche rapide, sa létalité. Chateaubriand, témoin des méfaits de l'épidémie parisienne fait un bref historique de la maladie et de ses origines asiatiques :

« *Qu'est-ce que le choléra ? Est-ce un vent mortel ? Sont-ce des insectes que nous avalons et qui nous dévorent ? Qu'est-ce que cette grande mort noire*

---

[120] Pagnol Marcel. *Fanny*. Fasquelle 1961, 214 p.

armée de sa faux, qui traversant les montagnes et les mers, est venue comme une de ces terribles pagodes adorées aux bords du Gange, nous écraser aux rives de la Seine sous les roues de son char ? »

« *Le choléra sorti du delta du Gange en 1817, s'est propagé dans un espace de deux mille deux cents lieues, du nord au sud et de trois mille cinq cents de l'orient à l'occident ; il a désolé, quatorze cents villes, moissonné quarante millions d'individus. On a une carte de la marche de ce conquérant. Il a mis quinze années à venir de l'Inde à Paris : c'est aller aussi vite que Bonaparte : celui-ci employa à peu près le même nombre d'années à passer de Cadix à Moscou, et il n'a fait périr que deux ou trois millions d'hommes.* […] *Sur la place de la Bourse, où se réunissaient des cortèges d'ouvriers en chantant la Parisienne, on vit souvent jusqu'à onze heures du soir défiler des enterrements vers le cimetière Montmartre à la lueur de torches de goudron. Le Pont-Neuf était encombré de brancards chargés de malades pour les hôpitaux ou de morts expirés dans le trajet.* […] *On rencontrait des voitures enveloppées d'une banne et précédées d'un corbeau ayant en tête un officier de l'état-civil, vêtu d'un habit de deuil, tenant une liste en main.* […] *Ailleurs, les corbillards étaient encombrés de cinq ou six cercueils retenus par des cordes*[121] ».

On employait tous les moyens possibles pour se protéger :

« *Depuis la proclamation de l'édit du choléra, on tirait depuis la forteresse de la garnison locale un coup de canon tous les quarts d'heure, de jour comme de nuit, obéissant ainsi à la croyance civique que la poudre purifie*

---

[121] Livre trente-cinquième chapitre 15 p. 534-536, in *Mémoires d'outre-tombe*. I. de François-René de Chateaubriand Gallimard 2008, 1231 p.

l'air. Le choléra s'acharna plus encore sur la population noire car elle était la plus nombreuse et la plus pauvre, et l'on ne connut jamais le nombre de ses pertes, non parce qu'il fut impossible de l'établir mais parce que la pudeur face à nos propres malheurs était une de nos vertus les plus habituelles[122] ».

À Paris comme en Provence on était techniquement dépassé par l'amoncellement des cadavres dont on ne savait que faire :

« *Il traversa un village où beaucoup de gens avaient employé ce moyen simple et pratique. Les morts, habillés, en chemise, nus ou troussés par le museau des rats qui courraient en troupes s'entassaient devant les maisons, de chaque côté de la rue. Ils avaient tous ces babines de chiens enragés. Il y avait déjà ici des nuages de mouches. La puanteur était si épaisse que le cheval fut pris de panique et, probablement effrayé aussi par les attitudes carnavalesques de quelques cadavres qui étaient restés debout et écartaient les bras comme des croix, il prit le mors aux dents. Angélo se laissa emporter*[123] ».

---

[122] Garcia Marquez Gabriel. *L'amour au temps du choléra.* (*El amor en los tiempos del cólera.* Traduction d'Annie Morvan) Grasset. 1987, 378 p. *L'amour au temps du choléra* est l'histoire de l'amour d'un cinquantenaire pour une femme mariée qu'il aime depuis son adolescence.

[123] P. 60, in *Le hussard sur le toit.* Gallimard 1951, 398 p. De Jean Giono (1895-1970), un écrivain inspiré par la Provence, sa province d'origine. Il est très jeune employé de banque et poursuit seul ses études. Il sera marqué par la première guerre mondiale où il a été particulièrement exposé. Il écrit des romans à succès dont *Regain* (1930). Pacifiste, il est arrêté au début de la seconde guerre mondiale. Plus tard il est soupçonné de collaboration et emprisonné. En 1954 il sera élu à l'Académie Goncourt. *Le hussard sur le toit* est l'histoire d'un officier italien qui en 1830 fuit son pays après avoir tué en duel un colonel autrichien. Arrivé à Manosque où sévit une épidémie de choléra, accusé d'empoisonner les fontaines, il se cache sur les toits. Il

On décrit l'extraordinaire surmortalité due au choléra et par-dessus tout, encore et toujours le difficile problème de la gestion des cadavres[124].

« *Chaque jour voyait une centaine de victimes, et rares étaient ceux qui, frappés par le mal, en réchappaient. On avait extrait les dieux des temples délaissés pour les exposer en public, mais, malgré les offrandes, malgré les sacrifices, ils n'arrêtaient pas le fléau. On ne parvenait plus à enterrer les morts. Dans certaines maisons, toute la famille avait été emportée, et il ne restait personne pour s'occuper des funérailles. Le commandant des troupes* [...] *obligeait ses soldats à enlever les cadavres abandonnés*[125] ».

Dans *L'Été de l'île de Grâce*, c'est l'héroïne Agnès Frémont qui questionne le Dr Milroy directeur médical de la station de quarantaine de la Grosse-ile dite île de Grâce :

« *-- Combien de personnes ont été enterrées ici pendant l'épidémie de choléra*[126] *? demanda-t-elle, soudain saisie d'angoisse. Il ne savait pas trop. Quatre ou cinq mille, ou peut-être davantage, les statistiques se contredisaient. Quinze ans plus tôt, des milliers d'immigrants étaient débarqués sur cette île, ou l'on*

---

rencontre Pauline en compagnie de laquelle il vivra diverses péripéties amoureuses. Dans le roman il est décrit un choléra inventé par l'auteur, la maladie y joue un rôle métaphorique.

[124] En 1993 la canicule a entraîné en France une surmortalité de 15 000 personnes, dont une majorité des personnes âgées décédées en raison du retentissement sur les organismes de vieillards de la chaleur excessive. On eut recours à des camions frigorifiques afin de conserver les corps non « réclamés ».

[125] P. 98, in Maugham Somerset. *La Passe Dangereuse*. (*The Painted Veil*. Penguin 1959). Bibliothèque du Temps Présent 1974, 320 p.

[126] Épidémie de 1832.

venait d'aménager une station de quarantaine dont l'efficacité parut discutable. Les journaux avaient fait état d'irrégularités diverses, de certificats de santé décernés à des navires infestés[127] ».

Métaphoriquement la vitesse de marche du vibrion délétère fut comparée à celle d'un homme :

« *Le choléra ne faisait que 5 à 6 lieues par jour... la marche d'un homme... Il ne paraissait jamais en deux endroits à la fois... mais il avançait lentement, également... toujours la marche de l'homme*[128] ».

La mort est en général brutale, survenant à n'importe quel moment de l'activité d'un individu, classiquement accompagnée de symptômes digestifs :

« *Une colique lui tordit les boyaux* (à Florentino) *comme l'extrémité d'une vrille, le souleva de son siège, tandis que l'écume de son ventre, de plus en plus épaisse et douloureuse, poussait un gémissement et qu'une sueur*

---

[127] P. 4 & 5, in *L'été de l'île de Grâce*. Québec/Amérique 1995. De Madeleine Ouelette-Michalska, née en 1930, écrivaine québécoise. Professeur de littérature et journaliste elle publie ses premiers ouvrages dès les années soixante. Elle est membre de l'Académie des Lettres de Québec. *L'été de l'île de Grâce* se déroule au moment de l'épidémie de typhus de 1847 frappaient les immigrants irlandais ayant quitté leur île en raison de la famine consécutive à une maladie de la pomme de terre. À leur arrivée au Canada les malheureux furent mis en quarantaine sur l'île de Grâce où ils furent 12 000 à mourir.

[128] P. 140, in *Le juif errant*. Robert Laffont. 1983, 1114 p. D'Eugène Sue (1804-1857). Écrivain français auteur de romans feuilletons célèbres : Les mystères de Paris et Le Juif errant. Pistonné par son père il devint en 1821 soignant à la maison militaire du Roi. Il naviguera sur différents bâtiments. En 1830 il hérite de la fortune paternelle qu'il dilapide en raison de sa vie de patachon. Il écrit pour subvenir à ses besoins, fait de la politique. Socialiste déclaré il s'exile lorsque Napoléon III prend le pouvoir. Il s'installe alors à Nancy où il vit jusqu'à son décès. Le juif errant est un livre compliqué, qui « date » et qui est particulièrement dirigé contre les Jésuites.

glacée l'inondait. La servante qui apportait le café s'effraya de sa pâleur mortelle[129] ».

« *A Rians, il y eut, dès neuf heures du matin, deux malades : un charretier qui eut une attaque juste à l'entrée du bourg ; [...] et une jeune fille de vingt ans qui, à peu près à la même heure se souilla brusquement debout près de la fontaine où elle venait de boire ; ayant essayé de courir jusque chez elle qui était à deux pas, elle tomba comme une masse sur le seuil de sa porte*[130] ».

Épidémie fort crainte, le choléra, « maladie de la mort bleue[131] », emportait régulièrement son cortège de défunts :

« *Nous avons eu le choléra, il y a une douzaine d'années. Quelle hécatombe ! La population des villages fondait à vue d'œil*[132] ».

Le choléra est une maladie de l'environnement, de la contamination orale, plus précisément de la contamination de l'eau et par là des aliments. Comme le raconte l'historien Albert Colnat, à la fin du XVIIIe siècle on pouvait être victime de « *tourista* » à Paris où l'eau consommée ne manquait pas de divers germes provoquant des troubles intestinaux :

« *On achète l'eau à Paris. Les fontaines publiques sont si rares et si mal entretenues qu'on a recours à la rivière ; aucune maison bourgeoise n'est pourvue d'eau assez abondamment... Quand la rivière est trouble, on*

---

[129] Garcia-Marquez Gabriel. *L'amour au temps du choléra.* (*El amor en los tiempos del cólera*. Traduction d'Annie Morvan) Grasset. 1987, 378 p.
[130] P. 21, in Giono Jean. *Le hussard sur le toit.* Gallimard 1951, 398 p.
[131] Bourdelais Patrice. *Histoire du choléra en France.* Payot. 1987, 310 p.
[132] Duhamel Georges. *Le Prince Jaffar.* Ferenczi. 1932, 212 p.

boit l'eau trouble : on ne sait trop ce qu'on avale, mais on boit toujours. L'eau de la Seine relâche l'estomac, pour quiconque n'y est pas habitué. Les étrangers ne manquent presque jamais l'incommodité d'une petite diarrhée[133]... ».

Il n'est donc pas surprenant que les personnes les plus exposées aient appartenu aux milieux les plus défavorisés.

À Venise, lors de l'épidémie décrite par Thomas Mann on comprend aux tourments du professeur Aschenbach que la ville est partagée entre la partie moderne, celle du Lido et l'ancienne cité où en raison de la mauvaise qualité de l'eau de boisson sévit la maladie. Au Lido on ne sait rien où on ne veut pas savoir ce qui se passe à quelques minutes de navigation et par-dessus tout, le traditionnel déni des autorités empêche la diffusion de l'information :

« *Une touffeur d'été pesait sur la place sans soleil. Des étrangers qui ne savaient pas étaient assis à la terrasse des cafés, ou se tenaient au milieu des volées de pigeons devant l'église, et s'amusaient à les voir s'ébattre, se bousculer, picorer les grains de maïs qu'on leur tendait dans le creux de la main*[134] ».

Comment se présente le choléra pour les médecins ? [135] Il s'agit d'une maladie diarrhéique provoquant une déshydratation mortelle. Elle est due à une bactérie, *Vibrio choleræ* dont il existe deux biotypes : classique et El Tor. La perte liquidienne peut aller de 15 à

---

[133] P. 162, Albert Colnat cite Mercier. Tableau de Paris 1781 in Colnat A. *Les épidémies et l'Histoire*. Éditions Hippocrate. Paris 1937, 191 p.
[134] P. 120, in Mann Thomas. *La mort à Venise*. (*Der Tod in Venedig* 1913) (Traduction de Félix Bertaut, Geneviève Bianquis, Charles Sigwalt). Fayard. Paris 1971, 271 p.
[135] Blaser M. J. Cholera. P. 681, in Harrison T. R. (Ed). *Médecine Interne (13e édition)*. McGraw-Hill. Milan 1995., 5306 p.

20 litres par jour. Les selles grises, incessantes, expriment une fuite hydrique insupportable pour l'économie de l'organisme. Les malades n'ont pas de fièvre, mais ils souffrent de crampes, ils ont soif, sont épuisés. Les troubles sont dûs au tropisme de la bactérie qui s'installe dans l'intestin, y adhère, y prolifère et entraîne les « fuites » aqueuses. La virulence de la bactérie s'exprime par l'importance des fuites. Le retentissement sur l'état général des malades leur donnait un teint particulier ; c'est la raison pour laquelle on surnomma le choléra « Maladie de la mort bleue ».

L'individu malade élimine de très nombreux vibrions par les selles, les vomissements et la sueur (des millions par millilitre). Grabataire, il est comme enduit de vibrions et il contamine tout ce qu'il touche et tout ce qui le touche…

Le vibrion, hôte indésirable de l'intestin grêle, est apparu dans le delta du Gange et, depuis 1817, sept pandémies sont survenues alors qu'il ne fut découvert par Robert Koch qu'en 1884. Remarquablement adapté à l'écosystème aquatique, adepte des copépodes[136] comme moyen de transport, il existe depuis fort longtemps. Il n'y a rien d'étonnant à ce qu'on découvre des cas de choléra avant les pandémies du XIXe siècle. En 1498, lorsque Vasco de Gama arriva en Inde, un de ses officiers, Gaspar Conca, décrivit une épidémie de diarrhées cataclysmiques, mortelles en une dizaine d'heures, responsable de la mort de 20 000 habitants de la ville de Kozhikode[137]. Pour les experts, les véritables pandémies de choléra seraient néanmoins plus récentes.

---

[136] Petits crustacés constituant une partie importante du zooplancton et hôte de choix du vibrion cholérique.
[137] Coldwell R. R. *Global climate and infectious diseases: the cholera paradigm*. Science. 1996; 274: 2025-31.

La variole

Une autre maladie épidémique survenait régulièrement et frappait surtout les enfants : la variole. L'affection s'appelait en France en en nouvelle France la petite vérole ou la picote :

« *Je prie souvent pour la pauvre Marie Robichaud. La picote rouge l'a tuée en trois jours. C'est la forme la plus violente de la maladie*[138] ».

La maladie se propageait très vite :

« *On entendit pour la première fois parler du fléau au début du mois de juillet. Il venait du sud, disait-on.* [...] *Les premiers à partir furent un vieillard et un enfant en bas âge. En une semaine à peine la fièvre les emporta. Les membres de leurs familles les suivirent rapidement et la maladie commença ainsi à se propager dans tout le hameau, dans toute la région, causant des ravages épouvantables. En août, les hommes creusèrent une grande fosse dans laquelle furent entassés et brûlés les cadavres des victimes de la terrible épidémie*[139] ».

---

[138] In Charland Jean-Pierre. *Félicité*, Tome 2 : *La grande ville*. Hurtubise Editions HMH 2014, 550 p. Jean-Pierre Charland est un historien et romancier québécois né en 1954. *Félicité* fut publié en quatre volumes. Félicité est une jeune institutrice francophone vivant à Montréal. En 1885 elle vivra l'épidémie de variole et les conflits qu'entraîne entre Québécois la possibilité de vacciner. La picote rouge mentionnée ici indique une forme virulente de la maladie.

[139] P. 41 in Françoise Pirart. *La croix de Saint-Vairant*. Pré aux Sources. B. Gilson 1992, 189 p. De Françoise Pirart, Bruxelloise née en 1996 qui écrit en français. Formatrice dans une école d'alphabétisation elle a publié de nombreux romans. *La croix de Saint-Vairant* est un roman qui se déroule au Moyen Âge. Le héros, Geoffroy, jeune gueux, doit affronter les dangers et vicissitudes de son temps dont la peste.

Zola décrivant la mort de son héroïne nous propose un récit plus que réaliste de l'agonie de la jeune femme, il n'hésite pas à utiliser un jargon médical (pustules, purulence, suppurait, virus) mais le tableau qui paraît, par certains côtés, très exagéré même dans le cas où Nana aurait présenté une forme de variole très grave est inspiré de documents médicaux consultés par l'auteur. La variole était à n'en pas douter, une terrible maladie :

« *Nana restait seule, la face en l'air, dans la clarté de la bougie. C'était un charnier, un tas d'humeur et de sang, une pelletée de chair corrompue, jetée là sur un coussin. Les pustules avaient envahi la figure entière, un bouton touchant l'autre ; et, flétries, affaissées, d'un aspect grisâtre de boue, elles semblaient déjà une moisissure de la terre, sur cette bouillie informe, où l'on ne retrouvait plus les traits. Un œil, celui de gauche, avait complètement sombré dans la bouillonnement de la purulence ; l'autre, à demi ouvert, s'enfonçait, dans un trou noir et gâté. Le nez suppurait encore. Toute une croûte rougeâtre partait d'une joue, envahissait la bouche, qu'elle tirait dans un rire abominable. Et, sur ce masque horrible et grotesque du néant, les cheveux, les beaux cheveux gardant leur flambée de soleil, coulaient en un ruissellement d'or. Vénus se décomposait. Il semblait que le virus pris par elle dans les ruisseaux, sur les charognes tolérées, ce ferment dont elle avait empoisonné un peuple, venait de lui remonter au visage et l'avait pourri*[140] ».

Paradoxalement, compte tenu du personnage symbolique que représente Nana, Émile Zola fait mourir

[140] Zola Émile *Nana*. Fasquelle 1984, 509 p. Émile Zola (1840-1902). Écrivain naturaliste et des causes sociales, connu pour la saga des Rougon-Macquart dont *Nana* constitue le neuvième ouvrage de la série. Émile Zola est également l'homme de *J'accuse*, article du journal l'Aurore prenant la défense d'Albert Dreyfus.

de la petite vérole une femme qui à l'époque où se situe le roman et compte tenu du mode de vie qui était le sien aurait dû mourir de la grande vérole. Zola a sans doute vu dans la variole à l'évolution fatale et les chairs corrompues une signification symbolique, probablement de décomposition de la société du moment, que n'aurait pas exprimée le décès d'une syphilitique. En effet au temps où se situe l'action des Rougon-Macquart on s'attendrait à rencontrer une Nana rongée par la (grande) vérole et non la petite, c'était l'époque où un homme se disait en voyant une fille de joie :

« *Regardez cette taille, ce déhanchement canaille* […] *Ah ! S'il n'y avait pas la V…. Cette saleté de peur empêche tout*[141] ».

La variole fait plus peur que la syphilis, on craint la contagion, on s'éloigne de ceux suspects d'en être atteints :

« *Pendant quelques jours, les autres avaient gardé leurs distances avec Félicité, par peur de la contagion. Puis la multiplication des cas avait, curieusement, arrangé les choses. Maintenant toutes avaient été en contact plus ou moins direct avec une personne malade. Il devenait inutile de s'éviter les uns les autres*[142] ».

On comprend la frayeur des Européens et des nord-Américains lors des épidémies de variole. L'Amérique fut un continent que la variole désola par ses effets meurtriers,

[141] Edmond de Goncourt cité par Lasowski Patrick Wald. P. 41, *in Syphilis. Essai sur la littérature française du XIXe siècle.* Gallimard 1982, 168 p.
[142] Charland Jean-Pierre. *Félicité, Tome 2 : La grande ville.* Hurtubise Editions HMH 2014, 550 p.

effets dont les Amérindiens souffrirent après l'arrivée des Espagnols :

Le 8 novembre 1521, Hernan Cortes atteint Technotitlan (devenue Mexico city), la capitale de l'empire Aztèque. Il fallut presque deux ans aux Espagnols pour conquérir définitivement la ville (13 août 1521). Un an, plus tard, la moitié de la population avait disparu, emportée par la barbarie des conquérants, mais surtout par des maladies infectieuses, particulièrement la variole. Les épidémies allaient frapper à plusieurs reprises, l'hécatombe fut telle qu'on s'accorde pour estimer de 50 à 60 millions, le nombre d'Amérindiens morts des suites de la *Conquista.* L'extraordinaire effondrement démographique qui succéda à la conquête, la mortalité dévastant autant de peuples (Aztèques, Mayas, Incas), ce qu'on a qualifié de génocide sans préméditation a plusieurs causes, mais celle qui fut incontestablement la plus nuisible succéda à l'arrivée d'un esclave noir espagnol atteint d'une forme mineure de la variole : l'alastrim.

Dans son ouvrage, *L'envers de la conquête*, Miguel Leon-Portilla donne la parole aux Amérindiens (Aztèques, Mayas, Incas) témoins et victimes de la *Conquista.* Nous y réalisons quelle fut l'angoisse du peuple mexicain et de son roi Motecohzuma. On y apprend le désespoir des peuples du Nouveau-Monde devant la maladie, par exemple par le témoignage d'un auteur anonyme et sibyllin :

« *Alors se répandit l'épidémie : de grandes toux, des boutons ardents, qui brûlaient* ».

En Europe on estime qu'au XVIIIe siècle la variole avait tué 60 millions de personnes ; une mort sur dix était due à cette affection. Ce fut une maladie faisant fi des critères sociaux, emportant riches et pauvres, nobles, ecclésiastiques, roturiers, jeunes et vieux mais, avant tous les enfants,. Pierre Miquel raconte comment les Bourbons furent presque totalement balayés par la variole :

« *En 1707 le peintre Laguillière avait représenté trois générations d'héritiers. Mgr le Grand Dauphin, époux de Marianne de Bavière, était debout derrière son père, accoudée au dossier du trône. À sa gauche, le fils aîné du Dauphin, duc de Bourgogne. Tenu par sa gouvernante, le fils de ce Bourgogne, déjà paré malgré son jeune âge, du titre de duc de Bretagne. L'avenir des Capétiens semblait assuré dans la branche des Bourbons. Pourtant, en moins d'un an, du printemps 1711 au début de mars 1712, tous devaient succomber à la variole. La terrible maladie décima la famille royale plus sûrement qu'une guerre de religion*[143] ».

La même épidémie de variole emporta également l'empereur Joseph I de Habsbourg ainsi que trois des héritiers du duc de Lorraine. Le seul survivant de l'hécatombe ayant frappé la famille royale française, le duc d'Anjou, futur Louis XV, échappa au virus, épisode salvateur pour la dynastie ; Louis « le Bien-Aimé » ne mourra de variole qu'en 1774[144]. Tous ne mourraient pas mais n'oublions pas ce que fut l'état de ceux qui survivaient : souvent infirmes, aveugles, grêlés. Peu de rescapés possédèrent le talent de Mirabeau pour faire accepter une face défigurée par une petite vérole contractée à l'âge de trois ans et mal soignée. Il est vrai qu'afficher les séquelles de la petite vérole attestait d'une forme de chance : on avait évité le trépas. En somme la variole ne connaissait aucune entrave liée aux groupes

---

[143] P. 22, in Miquel Pierre. *Mille ans de malheur. Les grandes épidémies du millénaire*. Michel Lafon 1999, 285 p.
[144] Darmon Pierre. *La variole, les nobles et les princes*. Complexes 1989, 172 p.

sociaux, elle frappait essentiellement ceux qui n'étaient pas, ou pas encore immunisés : les enfants.

La variole, maintenant disparue, fut une maladie éruptive due à un poxvirus (Orthopoxvirus) dont le réservoir est exclusivement humain[145]. La transmission est directe entre les personnes. L'éruption spectaculaire apparaît deux semaines après la contamination. La particularité de cette maladie infectieuse très contagieuse vient de sa primauté dans trois domaines. Tout d'abord, elle est la première maladie ayant bénéficié d'une vaccination efficace :

« *Jenner se mit à l'œuvre tant sa foi était grande ! Un premier enfant de l'âge de cinq ans, fut vacciné du vaccin pris directement sur la vache. Le résultat fut une vaccine normale. Au bout d'un temps qui lui parut suffisamment long pour l'imprégnation de l'économie (six mois), Jenner inocula au même enfant le virus variolique ; il n'en résulta autre chose qu'une efflorescence locale sans fièvre*[146] ».

La variole est également la première (et seule pour l'instant) maladie éradiquée[147] due à un micro-organisme enfin la variole est considérée comme une des premières menaces en cas d'attaque bioterroriste. Paradoxe des conduites humaines, ce que l'homme a éliminé, permettant un arrêt de la vaccination, est maintenant considéré comme une arme ultra-dangereuse sachant que tous ceux nés après 1980, non vaccinés, n'ont aucune protection de

---

[145] Pain S. *The poet and the pox*. NewScientist. 2003; 18 January: 44-5.

[146] P. 18, in Burggraeve. *Monument Edw. Jenner. ou Histoire générale de la vaccine*. Librairie de La Cour. Ancienne Maison Muquardt 1875, 377 p.

[147] La poliomyélite et la rougeole sont presque totalement éradiquées, mais des foyers de ces maladies persistent dans le monde.

nature biologique et ne peuvent participer à aucune démorésilience vaccinale.

Il n'est pas étonnant qu'autrefois on se protégea de la variole, comme de coutume en mettant en quarantaine tous les individus suspects de porter le germe de la maladie :

« *Il y a quelques heures que nous avions débarqué sur Plate, et il me semblait que cela faisait des jours, des semaines. C'étaient des heures très longues, où chaque instant était différent, bousculés comme nous l'étions par le vent et la pluie, à la recherche d'un endroit où rester. Des heures sans parler…*[148] ».

Le héros de Jean-Marie Le Clézio est mis en quarantaine, une pratique longtemps utilisée pour faire barrage à l'épidémie, quarantaine dont l'histoire de Typhoid Mary est un exemple authentique et caricatural. Typhoid Mary[149] a été sans doute la personne qui effectua

[148] P. 73-74, in *La quarantaine*. Gallimard 1995, 540 p. De Jean-Marie Le Clézio. Écrivain français né en 1940. Son premier livre, Le procès verbal, lui vaut la postérité. Durant son service militaire il est coopérant en Thaïlande puis au Mexique. Il enseigne ensuite à Bangkok, Boston, Albuquerque et continue de s'intéresser aux cultures asiatiques. En 2008 il obtient le prix Nobel de littérature. *La quarantaine* est un ouvrage partiellement autobiographique consacré aux origines mauriciennes de l'auteur.

[149] Mary Mallon naquit le 23 septembre 1869 à Cookstown, en Irlande. Pauvre, elle gagna les États-Unis à l'âge de 15 ans dans l'espoir d'une vie meilleure. Entre 1900 et 1906, elle fut la cuisinière de familles new yorkaises aisées et donna toutes satisfactions à ses employeurs. En août 1906 on observa un nombre élevé des cas de typhoïde dans une résidence d'été sise dans le quartier riche d'Oyster Bay, à Long Island. On chercha l'origine de la contamination, il s'avéra que la principale suspecte était la nouvelle cuisinière, Mary. Celle-ci venait de quitter la résidence. On rechercha la « suspecte » avec d'autant plus de détermination qu'on avait noté, rétrospectivement, la survenue de

le plus long séjour en quarantaine. Son histoire est indissociable de celle de la quarantaine aux États-Unis, un pays de liberté où l'on ne sut comment gérer le cas de cette extraordinaire « porteuse saine ».

À la fin de l'épidémie de variole, la dissipation de la peur ne se fait que progressivement :

« *Les morts étaient bien morts mais ceux qui étaient parvenus à survivre ne tombaient plus. La fumée du charnier ne fut plus qu'un mauvais souvenir ; on recommença à enterrer les morts dans le cimetière comme*

---

22 cas de fièvre typhoïde (avec deux décès) dans les familles où Mary avait été précédemment employée. Mary retrouvée refusa de se soumettre à des examens ; on la contraignit et on mit en évidence les bacilles de la typhoïde dans ses selles. Elle fut considérée comme une « porteuse saine » ayant probablement été victime d'une forme mineure de la maladie cinq à six ans plus tôt. Elle fut maintenue en quarantaine sur une île de l'East River (North Brother Island), jusqu'en 1910. Les contrôles biologiques répétés se révélèrent régulièrement positifs. Pouvait-on maintenir confinée une personne qui n'avait enfreint aucune loi ? L'opinion publique voyait la cuisinière avec sympathie… Mary fut libérée à deux conditions : ne jamais faire un métier comportant la manipulation d'aliments destinés au public et se soumettre régulièrement à des examens. En 1915, au Sloane Maternity Hospital de Manhattan, on constata une épidémie de typhoïde (25 malades et deux décès). L'enquête épidémiologique révéla que la responsable de la calamité était sans doute Mrs Brown, la nouvelle cuisinière qui n'était autre que Mary ayant contrefait son identité. On comprend que Mary Mallon perdit toute la sympathie du public ; en connaissance de cause, sous un pseudonyme, elle était revenue aux fourneaux. Mary était coupable. On la renvoya à North Brother Island où elle demeura confinée durant 23 années ! Victime d'un accident vasculaire cérébral en 1932, envoyée dans un hôpital, elle y termina ses jours en 1938.

on l'avait toujours fait. Les jeunes, les mortifications et les flagellations cessèrent[150] ».

À propos de quarantaine souvenons-nous que déjà, à propos de la lèpre, la Bible insistait sur la gravité de la maladie et proposait des mesures propres à une forme de quarantaine qui pouvait être prolongée :

« *Mais si sur la peau il y a une tache blanche, sans dépression visible de la peau et sans blanchissement du poil, le prêtre séquestrera le malade pendant sept jours. Il l'examinera le septième jour. S'il constate de ses propres yeux que le mal subsiste sans se développer sur la peau, il le séquestrera encore durant sept jours et l'examinera à nouveau le septième jour* ». (Lévitique 13 4)

Une mesure de quarantaine parmi les plus récentes et les plus absolues fut celle des astronautes ayant marché sur la lune. Le 24 juillet 1969, Neil A. Armstrong commandant de la mission Apollo 11, Michael Collins, pilote du module de commande de la mission et Edwin (Buzz) E. Aldrin, pilote du module lunaire, amerrissaient dans le Pacifique, de retour du premier voyage humain sur la lune. Afin d'éviter tout risque de contamination terrestre par un microbe lunaire, les astronautes furent, dès leur sortie de la capsule Apollo, équipés d'un masque à gaz, vêtus d'une combinaison hermétique, avant d'être installés dans un caisson étanche où ils connurent un isolement de 21 jours.

De nos jours, la quarantaine est considérée comme une mesure vaine, inapplicable, c'est ce qu'écrit Alan M.

---

[150] P. 68, in Pirart Françoise. *La croix de Saint-Vairant*. Pré aux Sources/B. Gilson 1992, 189 p.

Kraut, professeur d'histoire à l'American University de Washington : « *viruses and bacteria don't ask for a green card*[151] ».

Aujourd'hui, l'Organisation Mondiale de la Santé préfère retenir une liste de maladies transmissibles dont la déclaration est obligatoire afin de réagir selon les cas. Les moyens mis en œuvre pour la surveillance internationale des maladies infectieuses sont consultables sur le site de l'Organisation Mondiale de la Santé à la page (non disponible en français : « *Communicable Disease Surveillance and Response* » (http://www.who.int/csr/en/).

Le sida

Le sida, l'épidémie caractéristique et symbolique de la fin du vingtième siècle, même lorsqu'elle fut métaphorisée, fut accompagnée de profondes manifestations de désespoir rapportées par les littérateurs. Par bien des côtés le sida des premières années, celles qui précédèrent l'apparition de la trithérapie[152], présenta des analogies avec la lèpre. Il s'agissait d'une maladie lente, transmissible, au traitement difficile, au pronostic péjoratif et qui provoquait dans le public certes de la compassion, mais aussi souvent mépris, voir dégoût. Les récits des malades d'alors sont presque constamment, particulièrement à la fin de l'évolution, ceux d'une déréliction :

---

[151] « Les virus et les bactéries ne demandent pas de carte verte » P. 255, in Kraut Alan M. *Silent travelers. Germs, genes, and the "Immigrant menace"*. Basic Books 1994, 384 p.

[152] La trithérapie est un processus thérapeutique consistant à associer trois médicaments afin de lutter contre le VIH. La trithérapie peut associer différents « cocktails » de médicaments.

« *Elle va mourir. Mourir horriblement, après avoir été de plus en plus gravement malade. Sans défense. Cette maladie n'est pas comme les autres. Ils ne le disent pas, ils appellent ça un rétrovirus. Comme si ça revenait au même. Dans d'autres maladies, la mort arrive un jour et vous souffle comme une bougie. Cette maladie consiste à être abandonné lentement par la vie. La vie vous laisse tomber, vous lâche d'un côté, puis de l'autre* […] *On lui donne des médicaments qui la rendent malade, mais qui retardent la mort un court moment. Pendant ce court moment, il y a de la douleur et du temps mais pas d'espoir*[153] ».

L'allégorie n'empêche pas les face à face difficiles avec le médecin dont le discours pour annoncer la maladie au patient n'était pas toujours d'une grande délicatesse, on dit qu'aujourd'hui les médecins ont appris à être plus diplomates :

« *Ses yeux immenses me fixent : des yeux d'Africain affamé. Il parle lentement, avec précaution, comme si chaque mot était douleur. Je sais que la nuit a été mauvaise, il n'a cessé de tousser, de gémir. Il s'est endormi au petit matin, épuisé* ».

« - *Bonjour, monsieur Kempf. Comment allez vous ?*

- Plutôt bien

---

[153] P. 90, in *Qui va là ?* (*To the Wedding* 1995. Traduction d'Elisabeth Motsch). Éditions de l'Olivier/Le Seuil 1996, 201 p. De John Berger. Né en 1926, écrivain anglais vivant en France. Peintre, critique d'art et scénariste, il est l'auteur de romans, de pièces de théâtre et a collaboré à des films. *Qui va la ?* : Un couple se retrouve à Venise pour marier leur fille séropositive. L'histoire narrée par un aveugle évoque la nouvelle peste (le sida) et l'avenir de l'Europe.

- Vous n'avez plus de migraine ?

- Juste un petit fond douloureux, mais ça passe avec du paracétamol.

Je le fixe, il évite mon regard.

- Je n'ai pas de bonnes nouvelles.

Ma tête se vide, je balbutie :

- Dites moi.

Il rassemble quelques papiers sur son bureau et prononce trois mots très vite comme s'ils lui brûlaient les lèvres :

- Vous êtes séropositif [...]

- J'ai le sida ?

- On peut dire ça, votre système immunitaire est mal en point. [...]

- Pourquoi ai-je vu double ? [...]

- Vous avez une tumeur au cerveau... une tumeur maligne qu'on appelle lymphome, c'est très fréquent chez les patients atteints de sida[154] ».

Annoncer sa propre mort aux autres, à sa famille, c'est encore plus difficile pour celui qui est malade et n'ignore pas qu'il est condamné :

« *Plus tard, l'année d'après*

- j'allais mourir à mon tour – j'ai près de trente-quatre ans maintenant et c'est à cet âge que je mourrai,

---

[154] P. 88, p. 122, in *Le syndrome de Lazare*. Éditions du Rocher 2006, 261 p. De Michel Canesi. Né en 1951, médecin dermatologue. Prenant soin de malades atteints de sida il a rédigé avec un collègue (Jamil Rahmani) un ouvrage consacré aux problèmes de cette maladie (*Le syndrome de Lazare*).

l'année d'après,

de nombreux mois déjà que j'attendais à ne rien faire, à tricher, à ne plus savoir, de nombreux mois que j'attendais d'en avoir fini,

l'année d'après,

comme on ose bouger parfois, à peine, devant un danger extrême, imperceptiblement, sans vouloir faire de bruit ou commettre un geste trop violent qui réveillerait l'ennemi et vous détruirait aussitôt, [...]

pour annoncer, dire, seulement dire, ma mort prochaine et irrémédiable[155].

Les malades (avant l'apparition de la trithérapie) ont donc la conviction qu'ils sont condamnés et les condamnés guettent le moindre signe d'aggravation entre autres la survenue d'une tumeur de Kaposi, lésion cutanée qui fut nommée le « *gay cancer* », tumeur témoignant d'une évolution défavorable :

« *Je me réveille en sursaut. La mort était là ; dans la forme effrayante d'un tas de vêtements posés sur une chaise au pied de mon lit, distinguée des ténèbres par un rayon de lune. Elle était là depuis deux ans, jour après jour, minute après minute ; elle me séparait du monde. Cerveau liquéfié, obscurci, comprimé par une masse informe, par du mou bourré sous mon crâne, du poumon de bœuf sanglant accroché à ma nuque. Elle était là depuis que j'avais lu les premiers articles sur le sida. J'avais eu la certitude immédiate que la maladie serait*

[155] pp 23-24 (Prologue) in Lagarce Jean-Luc. *Juste la fin du monde*. Les Solitaires Intempestifs 2015. Jean-Luc Lagarce (1957-1995), fut un dramaturge, metteur en scène et comédien français.

une catastrophe planétaire qui m'emporterait avec des millions d'autres damnés[156] ».

« *Je me déshabillai, pris une douche. En m'essuyant, je vis un bouton mauve sur mon biceps gauche. Je murmurai : "Non, c'est pas possible, ça peut pas être ça...*[157] » ».

Le traitement fut et demeure une épreuve presque aussi pénible que la maladie dans son évolution spontanée :

« *J'ai rendez-vous à l'hôpital Tarnier. Les médecins sont trois derrière leur petite table en formica sur laquelle est posé mon dossier médical. Ils parlent entre eux de l'évolution de ma formule sanguine. Aujourd'hui j'ai trois boutons mauves en plus sur le bras droit et mes lymphocytes T4 sont tombés à 218/mm*^{3}. *Ils décident de me prescrire de l'AZT : douze comprimés par jour ; deux les quatre heures ; la nuit, je devrais me réveiller pour les prendre. Pendant les premiers jours, je suis malade comme un chien : nausées, douleurs aux reins et aux muscles, anxiété et apathie mélangées. Ça passe peu à peu, mais je ne supporte plus ni l'alcool ni la drogue. J'arrête de prendre de la cocaïne*[158] ».

Puis rien ne va plus au cours de l'évolution, le physique se détériore, les malades maigrissent considérablement, ils sont à bout de force :

« *Il était atteint de sida déclaré, comme on le dit souvent pour distinguer cet état de celui des personnes qui ne sont encore que contaminées par le virus. Il avait déjà eu une pneumocystose carinii, un an plus tôt ; maintenant, il était atteint du sarcome de Kaposi et souffrait aussi*

---

[156] P. 15 in Collard Cyril. *Les nuits fauves*. Flammarion. 1993, 253 p.
[157] Ibid p. 51.
[158] Ibid p. 211.

d'autres maladies moins graves. [...] *Difficilement prévisibles, les progrès du sida défient souvent toute explication. Les personnes atteintes peuvent très bien ne souffrir que de problèmes mineurs pendant des années et tomber sérieusement malades du jour au lendemain. La destruction du système immunitaire s'accompagne d'infections opportunistes et notamment d'un cancer tout aussi imprévisible, le sarcome de Kaposi que presque tout le monde, en Amérique désigne méchamment par ses seules initiales SK et qui se manifeste par des lésions cutanées.* [...] *La santé d'Andrew allait en se détériorant : suite au traitement de chimiothérapie, il commençait à perdre ses cheveux ; il avait encore maigri et souffrait de fièvres constantes*[159] ».

« *J'ai vu mon ami. Il avait changé. En si peu de temps ! Il était à peine reconnaissable. Il est vrai que son amaigrissement était perceptible il y a quelques semaines déjà. Mais nous avions cru qu'il était encore sous l'emprise des crises paludéennes si courantes dans les contrées des tropiques* [...] *Puis, comme me l'avait confié sa mère, Tram s'était progressivement déshydraté. On avait donc abandonné le traitement de la malaria. On avait alors pensé au typhus dans ces faubourgs où l'eau à la criée n'offrait pas des garanties de salubrité. Puis Taram fut emmené à l'hôpital. Le médecin avait rassuré, disant qu'il s'agissait bien d'une maladie bénigne,*

---

[159] P. 22, p. 48, p. 146, in *La maison du bout du monde*. (*A home at the End of the World* 1990. Traduction d'Anne Damour). Belfond 1999, 425 p. De Michael Cunningham. Écrivain américain né en 1952. Il est un militant actif d'Act-Up et participe à la lutte antisida. *La maison du bout du monde* est son premier roman, il s'agit de l'histoire de deux amis qui se connaissent depuis l'enfance (Bobby et Jonathan). Homosexuels, ils partagent l'épouse de l'un d'eux et vont aller vivre dans la nature, dans une maison au bout du monde.

quoique le diagnostic n'eût pas encore été définitivement établi[160] ».

« *Tu dois savoir ce qui t'attend : sans thérapie tout viendra plus rapidement ; tu vas être malade, tu vas maigrir, enlaidir, tu auras des taches sur le corps* [...] *tu seras de plus en plus faible, tu devras t'aliter et tu ne pourras plus peindre. Es-tu donc si pressé de devenir un cadavre ambulant ?*[161] ».

« *Je l'ai posé près de la barre* (David est danseur). *Il s'y cramponna de la main droite puis des deux mains, face au miroir. Comment tenait-il sur ses jambes ? Il essaya vainement de se mettre sur la pointe des pieds, ses genoux tremblaient ; puis il tenta de plier les jambes, la tête entre les bras, ses genoux flanchaient* [...] *Il respira profondément, plusieurs fois de suite, respiration vrillante, il était déjà à bout de souffle*[162] ».

« *"Regarde, murmure David, je vais me lever". Assis sur le rebord du lit, il essaie une fois, deux fois, à la troisième il réussit, titube, manque de chavirer, je le retiens, "ça va, laisse-moi", il piétine sur place, pieds nus, ombre de lui-même, les bras fins comme des allumettes*[163] ».

---

[160] Pp. 9-10, in Bazié Jacques Prosper. *L'épave d'Absouya*. Éditions Kraal 1995, 255 p. Il s'agit de l'histoire de Taram, jeune cadre africain se soignant d'une « maladie atroce ». Gérard, le narrateur décrit les étapes du parcours vers la mort, mais le sida n'est jamais nommé.

[161] P. 53, in *Afin que personne ne puisse nous faire du mal*. Stanké 2001, 91 p. De Pascal Delorme. Né en 1974, écrivain québécois, son roman *Afin que personne ne puisse nous faire du mal* narre les difficultés d'un couple séro-discordant comme cela se dit aujourd'hui.

[162] P. 21, in Navarre Yves. *Ce sont amis que vent emporte*. H & O éditions. 2009, 157 p.

[163] Ibid p. 118.

Pour les Africains, moins bien aidés médicalement que les Européens, la maladie est d'autant plus pénible qu'elle contraint à la course aux soins coûteux constituant une épreuve supplémentaire :

« *Quand manger était devenu pour elle un calvaire à cause de la douleur qui nouait sa gorge, quand sa peau n'avait pu supporter le contact des draps à cause des nombreuses lésions qui la recouvraient, et quand l'amaigrissement de son corps avait transformé son beau visage en deux gros yeux brillants enfoncés entre un front proéminent et de pommettes exagérément protubérantes sur lesquelles s'étirait une peau mince qui tentait d'en recouvrir les os, tu avais paniqué. Lorsque tu appris que ton pays avait été sélectionné pour un programme de trithérapie à bas prix financé par la fondation Bill et Melinda Gates, tu t'étais précipitée pour enregistrer ta sœur sur la liste des demandeurs. Cependant à force d'être renvoyées de bureau en bureau, de prendre des rendez-vous chaque fois repoussés au lendemain et incapables de trouver la somme nécessaire pour graisser la patte à qui de droit, vous n'aviez jamais eu accès à ces médicaments*[164] ».

A défaut de traitements conventionnels on a recours à toutes sortes de médicaments :

---

[164] P. 79, in *Photo de groupe au bord du fleuve*. Babel/Actes Sud 2010, 446 p. D'Emmanuel Dongala. Écrivain originaire du Congo Brazzaville, né en 1941. Il a été professeur de chimie et enseigne la littérature africaine francophone aux États Unis. *Photo de groupe au bord du fleuve* est l'histoire de femmes à la vie extrêmement pénible. Elles sont des casseuses de cailloux qui vendent leurs sacs de graviers et se battent pour en obtenir le meilleur prix. Les femmes mènent une vie collective malgré leurs soucis domestiques. Le livre dépeint l'univers de la condition féminine en Afrique : Méréana, jeune femme, se retrouve à la tête d'une lutte menée par les casseuses de pierres, qui devient progressivement un combat pour la dignité des femmes et leur place dans la société de leur pays.

« *Quelques jours plus tard, j'avais été surpris de voir que Taram était sorti de l'hôpital. Pourtant, il n'était pas encore guéri. Cela se sentait à son physique dégarni et à ses mains exsangues. Mais lui riait comme si de rien n'était. Le médecin avait assuré que le patient souffrait d'un manque aigu de calcium. Il avait recommandé plus de soins à ses repas et un renforcement de traitement par des produits d'herboriste. Cependant cette maladie était entourée d'un mystère troublant. Le médecin n'avait jamais voulu montrer les résultats des analyses*[165] ».

L'altération irréversible de l'état général, les effets secondaires des médicaments entraînent lassitude, découragement :

« *Est arrivé un moment de la maladie, après avoir guetté pendant deux ans mes variations de poids et de T4, où je n'ai plus voulu savoir à quel point de dégradation j'en suis. Je ne réclame plus les chiffres de mes analyses, ils sont sous mes yeux à l'envers entre les mains du médecin, je ne cherche pas à les lire*[166] ».

« *Jamais maladie n'avait été autant réprouvée ! Elle était foudroyante et ses dégâts toujours spectaculaires. Son signe était craint. Elle avait commencé par les pays côtiers où elle avait laissé dans les consciences une empreinte indélébile. Elle se distinguait de toutes les autres pathologies qui avaient émaillé les grands cauchemars des sociétés humaines. Cette maladie n'a pas d'égale. Son évolution avait été amplifiée dans les contrées forestières et qui constituaient pour les paysans une charge énorme.* […] *Ils retournaient comme des pachydermes mourir au cimetière des éléphants. Les plus*

---

[165] P. 10, in Bazié Jacques Prosper. *L'épave d'Absouya.* Éditions Kraal 1995, 255 p.

[166] P. 32, in Guibert Hervé. *Le protocole compassionnel.* Gallimard 1991, 228 p.

touchées étaient les cités urbaines où les péripatéticiennes multipliaient le virus dans leurs rapports meurtriers. [...] *La télévision présentait le fléau à travers des individus squelettiques et dépouillés. Ces hommes-là étaient des loques : on ne voyait qu'une peau frêle sur leur corps évidé*[167] ».

« *Malgré la profondeur des cernes qui atteignaient le haut de ses pommettes où la peau, laminée par les fièvres, semblait un voile mat posé sur les os du visage, ses yeux brillaient encore des lumières de Paris qu'il avait traversé pour la dernière fois.* [...] *Il nous disait secrètement adieu et nous souhaitait de nous amuser encore au Vagabond (un bar), sans qu'il songeât même à protester contre ce mal que nous avions décidé ensemble d'appeler – pour lui donner une teinte de vêpres et de printemps froid – "le mal mauve".* [...] *Elle (la sœur d'Eduardo décédé du sida) devait tous nous maudire, nous englober – ainsi que Paris, ses cabarets et sa profusion de libertés – dans une même rancune désespérée. Peut-être avait-elle raison, au fond ; un peu plus d'attention de notre part, un peu moins d'exigence inconsciente qu'il continuât à jouer le rôle d'amuseur et de spécialiste des expériences inédites dans le carrousel des nuits blanches l'auraient, sinon sauvé, du moins préservé quelque temps encore*[168] ».

---

[167] Pp. 31-32, in Bazié Jacques Prosper. *L'épave d'Absouya*. Éditions Kraal 1995, 255 p.

[168] P. 14, p. 25 & p. 139, in *Les quartiers d'hiver*. Gallimard 1990, 189 p. De Jean-Noël Pancrazi. Né en Algérie en 1949, rapatrié, il est professeur de français à Massy. Il écrit une trilogie de mémoire familiale où il rend hommage à son père puis à sa mère. Il écrit par ailleurs de nombreux romans à succès lui valant de recevoir le grand prix du roman de l'Académie française et le grand prix de la Société de Gens de Lettres. *Les quartiers d'hiver* a reçu le prix Médicis. Le livre narre l'histoire d'amis atteints du sida qui touchés par le « froid »

Les malades apprennent le lexique médical, la signification des sigles désignant les microbes, des créatures morbides se régalant du terrain dépourvu de défense que leur prépare le VIH :

« *Sa main passe accidentellement sur l'aiguille intraveineuse scotchée à mon avant-bras. Ses yeux suivent le fil jusqu'à la bouteille en plastique suspendue. Des sulfamides contre le PCP. Au cas où. Avec un taux de T4 aussi bas, je suis désormais une cible facile pour le PCP*[169]*, le CMV*[170]*, le MAI*[171]*. Je suis un homme adulte terrifié par des mots de trois lettres*[172] ».

À la suite de l'époque du déni on assiste à la prise de conscience dans la littérature du sida de la nécessité des rapports protégés.

« *La meilleure prévention, la preuve la plus convaincante de la nécessité des rapports sexuels protégés, était l'évidence oculaire, le fait de voir réellement les taches du sarcome de Kaposi sur les bras squelettiques, ou de suivre du regard des vieillards décharnés de vingt ans* [...] *Soutenus par deux béquilles, les pommettes saillantes au point de transpercer la peau parcheminée, les yeux globuleux comme ceux d'un insecte* ».

« *Austin savait que l'herpès était horriblement douloureux, mais Julien ne parlait jamais de sa souffrance*

---

de la maladie ne retournent plus dans le bar de leur bonheur mais prennent leurs quartiers d'hiver.

169 *Pneumocystis Carinii Pneumonia.*

170 Cyto-Megalo-Virus.

171 Mycobacterium Avium Intracellulare.

172 In *À l'origine*. (*Love Ruins Everything* 1998. Traduction de Cécile Dumas). KTM éditions 2004, 278 p. Tulchinsky Karen, écrivaine et scénariste canadienne. Connue comme une lesbienne militante. C'est cet aspect de la vie de Karen Tulchinsky qu'aborde le roman *À l'origine*.

[…] *à présent que commençait son véritable martyre, il ne disait plus rien.* […] *Julien tomba extrêmement malade : un microorganisme empoisonnait son sang un genre de tuberculose ; cela s'appelait "microbactérie avienne". Le peu de chair qui lui restait fondit sur ses os ; il ressemblait à un enfant du tiers monde. Un jour, debout dans la salle de bains à côté de la baignoire, il examina ses grands os saillants dans la glace et dit : "Regarde ce qui est arrivé à mon corps. C'est fini"*[173] ».

De même que les descriptions des épidémies que nous pouvons qualifier « d'historiques » les récits de sida sont ceux de dégradations physiques, de la description de corps délabrés évoquant le visage de Nana mourant de la variole ou ceux des lépreux rongés par le bacille de Hansen. Néanmoins, la littérature du sida constitue un corpus littéraire récent, celui d'une maladie « nouvelle » avec des malades nouveaux également. Les sidéens des années quatre-vingt sont des figures inédites comme le furent en leurs temps les pestiférés et les lépreux. Si la description de corps ruinés n'a finalement, en dépit des caractères cliniques spécifiques dûs au sida, rien de nouveau le vocabulaire des littérateurs est différent de ce qu'il fut antérieurement, il est neuf, s'accorde à la nature récente de la maladie dans la mesure où il est médicalisé et même teinté de biologie médicale. Pourtant, il est indéniable qu'Émile Zola, les frères Goncourt, Gustave Flaubert et Guy de Maupassant ont, de leur temps, régulièrement consulté les ouvrages médicaux afin

[173] P. 16, p. 43, p. 187, & p. 233, in *L'homme marié*. (*The Married Man* 2000. Traduction d'Anne Rabinovitch). Plon 2000, 299 p. D'Edmund White. Né en 1940, écrivain américain, il est considéré comme un expert de la littérature homosexuelle. *L'homme marié* met en scène l'amour entre deux hommes dont l'un va mourir du sida.

d'ajouter de la véracité à leurs écrits[174] mais leurs œuvres sont moins connotées du lexique médical. Si à la fin du XIXe siècle les auteurs décrivent la maladie sans introspection, à la fin du vingtième, avec le sida le malade est réintégré à la maladie. L'exposition des troubles dûs au sida touche souvent à l'intimité des narrateurs, d'ailleurs beaucoup sont des autobiographies plus ou moins sous-jacentes. Il nous semble que jamais ou presque jamais la syphilis, une autre maladie sexuellement transmissible, n'a eu droit à tant de récits personnels. Contrairement au sida, la syphilis semble avoir été une maladie sexuellement transmissible incitant peu aux autobiographies.

Via ses bilans biologiques répétés qui confinent à l'obsession le sidéen expose ses organes internes tels qu'ils sont explorés par la technologie médicale. À l'opposé Alphonse Boudard parlant de ses crachats, une production spontanée de ses organes internes, ne fait que raconter ce qu'il voit alors que le sidéen évoquant ses lymphocytes T4 fait référence à un savoir médical et aux « analyses médicales ». Le sidéen dont on expose le bilan biologique est, en accord avec ce qu'écrit le philosophe et médecin François Dagognet une espèce d'« écorché » de la technologie médicale :

« *Il m'a semblé que les sciences fondamentales ont réussi ce prodige de mettre au-dehors ce qui était au-dedans* [175] » et « *L'imagerie médicale fut une telle révolution qu'elle a même bouleversé la littérature* [...] *La physique a tout bouleversé sur son passage, l'art mais aussi la médecine* ».

---

[174] Cabanes Jean-Louis. *Le corps de la maladie dans les récits réalistes (1856-1893)*. Klincksieck 1991, 1278 p.

[175] P. 23 & P. 27 in Dagognet François. *Pour une philosophie de la maladie*. Éditions Textuel 1996, 108 p.

Effectivement avec la survenue du sida la tradition clinique s'est effritée et a laissé en partie la place à une médecine plus biologique, la maladie nouvelle a non seulement introduit le personnage du sidéen mais aussi des « objets » nouveaux, des organes internes, des cellules, dont on mesure les performances de différentes façons :

« *La médecine bâtie autour des essais contrôlés se développe dans les services hospitaliers* [...] *rassemble des spécialistes, statisticiens, méthodologistes, médecins responsables d'essais, laboratoires pharmaceutiques, comités d'éthique, agences publiques*[176] ».

Au début de son histoire le sida reflétait les rapports nord-sud à propos de la santé ; au nord on se soignait à l'hôpital, au sud on le faisait où on pouvait. Aujourd'hui les récits du sida, épidémie moderne, sont régulièrement ceux de malades qui, dans les pays riches surtout, de pensionnaires sont devenus des consultants d'hôpitaux. Il y a un peu plus d'un demi-siècle les malades épidémiques étaient rassemblés dans des établissements spécialisés afin d'améliorer la qualité et les effets des soins (sanatoriums). Antérieurement on enfermait les malheureux dans le but de les écarter (lazarets, maladreries, léproseries[177]). Il existe une littérature se rapportant à ces situations (Alphonse Boudard et *l'Hôpital*, Thomas Mann et *La Montagne Magique*). Aujourd'hui, dans le cas du sida, le pronostic de la maladie s'est considérablement amélioré. Avec la trithérapie, on assiste au passage du sida en maladie chronique mais non

---

[176] P. 14, in Dodier Nicolas. *Leçons politiques de l'épidémie de sida*. Éditions de l'École de Hautes Études en Sciences Sociales 2003, 360 p.

[177] Au XIIIe siècle on créa de nombreuses léproseries, on en dénombrait 340 en 1261 (sous le règne de Saint-Louis).

systématiquement mortelle. Cela va-t-il changer la littérature consacrée à la maladie ? Le traitement a-t-il ou aura-t-il une influence sur la création littéraire ? Il y a maintenant une décennie on s'interrogeait déjà sur la place à accorder à la littérature du sida :

« *Le sida médiatisé à outrance, thème émergeant de la littérature de cette fin de siècle, a pris une place appréciable dans la sphère littéraire au point que les spécialistes s'interrogent désormais sur son importance et, par conséquent, sur le statut à accorder à la littérature du sida*[178] ».

Il ne fait aujourd'hui aucun doute qu'avec la survenue d'une nouvelle pandémie a émergé une littérature qui lui est spécifique, cette littérature évoluera probablement avec le progrès médical.

Les autres épidémies

La tuberculose

« *J'ai vingt-six ans, encore l'âge bête. Je viens de tomber tubard. J'entame une drôle de tranche de vie... toutes les couleurs et les douleurs muettes et parlantes ! Ça va se bousculer à mon portillon... les petits coups de seringue, de scalpel... les grands coups de latte ! Je vais savourer la maladie, me faire une petite idée...* […] *Pas le temps de vous décrire les fastes de l'été, j'étais tout à mes glaviots. Slof ! J'en ai lâché un entre mes jambes sur le*

---

[178] Spoiden Stéphane. *La littérature et le sida. Archéologie des représentations d'une maladie*. Presses Universitaires du Mirail 2001, 232 p.

sable pour mieux me rendre compte. Pas du jour, je postillonnais pas des bulles fraîches. L'épaisseur verdâtre de mon glume... Je l'ai contemplé un moment, ce dégueulasse, avant de l'écraser à la semelle. Il contenait ma mort peut-être. [...] *J'avais tout de même de quoi me passer l'âme au cirage, le bacille de Koch s'en donnait encore à poumon joie si je puis dire.* [...] *À moi la Dame aux Camélias ! La Montagne Magique ! Le Gala des Vaches ! Et les crachats de la femme de chambre !... les langueurs d'Elvire... temps suspends ton vol ! Et les grands ancêtres... Chopin ! l'Aiglon ! Hoche ! Modigliani ! la Pompadour ! Watteau ! Lawrence ! Le grand Laënnec lui-même ! Jusqu'au petit Soudy de la bande à Bonnot sauvé des bécas par le docteur Guillotin. Une maladie, fallait convenir, qu'avait ses lettres de noblesse. Ça vous console moderato, cocu que Napoléon le fut et Saint-Joseph et peut-être Molière et certainement Victor Hugo !*[179] ».

Dans son *Hostobiographie*, Alphonse Boudard, avec sa célèbre verve, narre sa tuberculose pulmonaire. L'humour corrosif voile à peine la douleur, l'angoisse, la crainte de la mort du protagoniste. L'ouvrage de Boudard est celui d'un long parcours dans les hôpitaux et sanatoriums. À la liste de ceux qui l'ont précédé dans les mêmes tourments, l'auteur pouvait associer un ancêtre fort prestigieux comme Ramsès II. La tuberculose est une maladie très ancienne déjà présente en Égypte des pharaons. Plus tard elle fut nommée la mort blanche et l'on parla aussi de fièvre de l'âme. La transmission est interhumaine par des microgouttes de salive, des sécrétions pulmonaires, c'est-à-dire d'autant plus

[179] P. 14, p. 22 & p. 23, in Boudard Alphonse. *L'hôpital - Une hostobiographie*. La Table Ronde 1972, 326 p.

facilement que le groupe intéressé est plus important et la densité de population plus élevée.

« *La tuberculose se contracte essentiellement par les fines particules de salive, riche en germes, appelées aussi gouttes de Flügge, que les tuberculeux projettent lorsqu'ils toussent, éternuent, parlent*[180] ».

La tuberculose, elle aussi, fut probablement une maladie du post-néolithique car elle nécessite, pour se répandre, des rassemblements humains conséquents. Fracastor le premier avait, au milieu du XVIe siècle, souligné la nature contagieuse de la phtisie[181], c'est-à-dire une consomption lente et progressive, accompagnée d'épuisement des forces.

On trouve une description de cet état désespéré chez Alexandre Dumas fils décrivant la fin douloureuse de Marguerite Gautier, la *Dame aux Camélias* inspirée de la parisienne Marie Duplessis puis adoptée par Verdi pour donner la Violetta Valery de la *Traviata* :

« *Il fait un temps horrible, il neige, je suis seule chez moi. Depuis trois jours j'ai été prise d'une telle fièvre que je n'ai pu vous écrire un mot* [...] *Je ne cesse de cracher du sang.* [...] *L'ardente fièvre qui me brûlait... On m'a rapportée à moitié morte chez moi. J'ai toussé et*

---

180 P. 15, in Vecchio Diego. *Microbes* (*Microbios* Traduction de l'Argentin par Denis Amutio). L'Arbre Vengeur. 2010, 203 p. Diego Vecchio, né à Buenos Aires en 1969 il réside à Paris depuis 1992. Après des études à l'Université de Buenos Aires, il a soutenu une thèse de doctorat sur l'œuvre de Macedonio Fernàndez à l'Université Paris VIII.

181 Girolamo Fracastor (1474-1553) est né à Vérone d'une famille de médecins. Véritable humaniste de la Renaissance, il étudia les lettres, l'astronomie, la mécanique. Il s'intéressa particulièrement à la syphilis. Sa conception attribuant à des germes (*Seminaria contagionis*) les causes de maladies en fait un précurseur de la médecine moderne. (Dumesnil René. *Histoire illustrée de la Médecine*. Plon 1935.)

craché le sang toute la nuit. Aujourd'hui je ne peux plus parler, à peine si je peux remuer les bras. Mon Dieu ! mon Dieu ! je vais mourir. Je m'y attendais, mais ne puis me faire à l'idée de souffrir plus que je ne souffre[182]*...* ».

La toux et l'effondrement de l'état général, l'état provoqué par la phtisie, c'est de que décrit Diego Vecchio :

« *Parmi la collection de sons qui parviennent aux oreilles d'Ariadna, les quintes de toux de madame Kristensen occupaient une place de choix. C'était cette toux rauque et perçante, davantage produite par le poumon droit que par le gauche, qu'elle entendit pour la dernière fois dans le sanatorium sur l'île de Fyn* [...] *Quand elle la vit, elle eut de la peine à le reconnaître* [...] *elle était squelettique que jamais. Elle gisait languissante dans le lit, sa peau était diaphane*[183] ».

Pour les ouvrages de médecine, la tuberculose est une affection bactérienne chronique due à *Mycobacterium tuberculosis* (bacille de Koch). Le site habituel de la maladie est le poumon, mais d'autres organes peuvent être touchés. Les sujets frappés souffrent essentiellement de manifestations respiratoires dont des hémoptysies qui sont des crachements de sang d'origine pulmonaire et d'atteintes de l'état général comme en éprouvait un des héros de la *Montagne magique* :

« ... *Hans Castorp s'arrêta soudain, immobilisé par un bruit anormalement atroce qui se faisait entendre à une faible distance, derrière un tournant du corridor, un*

---

[182] P. 234 & p. 241, in Dumas Alexandre fils. *La Dame aux camélias*. Livre de Poche 2010, 286 p.

[183] P. 15 in Vecchio Diego. *Microbes* (*Microbios* Traduction de l'Argentin par Denis Amutio). L'Arbre Vengeur 2010, 203 p.

bruit pas trop fort, mais d'une sorte si évidemment abominable que Hans Castorp fit une grimace et regarda son cousin avec des yeux dilatés. C'était une toux évidemment, la toux d'un homme ; mais une toux qui ressemblait à aucune autre que Hans Castorp eût jamais perçue, oui, une toux en comparaison avec laquelle toute autre toux qu'il avait entendue avait été le sain témoignage d'une magnifique vitalité, une toux sans conviction d'ailleurs, qui ne produisait pas de secousses régulières, mais qui sonnait comme un clapotis affreusement faible dans la bouillie d'une décomposition organique. Ce que son cousin venait de dire des vingt degrés semblait à Hans Castorp assez douteux, car il avait décidément plutôt froid, des frissons plusieurs fois, le parcoururent, tandis qu'il regardait sous les arceaux de bois de la galerie, dans cette humidité qui bruinait et s'infiltrait, [...] *malgré toute cette humidité, il eût encore les joues sèches et brûlantes, comme s'il avait été assis dans une chambre surchauffée ! Il se sentait encore ridiculement fatigué par ces exercices avec les couvertures*[184] ».

Durant les deux derniers millénaires, la tuberculose aurait emporté deux milliards d'humains. Actuellement, la mortalité annuelle approcherait les deux millions. Ce chiffre paraît extraordinairement élevé, quand on prend en compte les importants progrès médicaux qui ont été réalisés depuis la découverte du bacille de Koch[185]. La

[184] P. 18, p. 60 & pp. 119-120, in Mann Thomas. *La montagne magique.* (Traduction Maurice Betz) Arthème Fayard 1931 (1999), 820 p.

[185] Un tiers de la population mondiale est porteuse du bacille de Koch ; huit millions de ces porteurs ont annuellement une tuberculose active et chacun d'eux infecte 10 à 15 autres personnes. Parmi les porteurs, la probabilité d'avoir une tuberculose maladie est cinquante fois plus élevée en cas de contamination par le VIH. Parmi les

bactérie découverte par le rival de Pasteur a la faculté remarquable de survivre au sein de cellules de notre organisme dont les macrophages capables *es* qualité de phagocyter les microbes pour les détruire. L'aptitude du bacille de Koch à survivre dans la cellule qui l'a absorbé pour (théoriquement) l'anéantir confère à cette bactérie un pouvoir pathogène bien spécifique !

La grippe

À la fin de la première guerre mondiale, une pandémie extraordinairement virulente emporta, dit-on, une quarantaine de millions de malades (au bas mot !). Les estimations vont de 20 à 100 millions de morts ! Comme l'écrit Noble Crosby, un expert de l'histoire de la grippe espagnole :

« *Le virus* (de la grippe) *a tué plus d'humains que n'importe quelle autre maladie durant une période de durée similaire dans l'histoire du monde* ».

Il est des auteurs qui, comme Thucydide ont été victimes de l'épidémie qu'ils mentionnent dans leurs écrits, c'est le cas de Maurice Genevoix qui souffrit de la grippe espagnole. Le témoignage est plus authentique, cela va de soi, lorsque l'épidémie est vécue douloureusement par le narrateur :

« *Depuis l'été de 1918 une maladie épidémique, une peste pulmonaire baptisée grippe espagnole multipliait à travers l'Europe ses attaques et ses ravages. Elle me saisit brutalement aux premiers jours de décembre, dans le grand amphithéâtre de la Sorbonne où l'on*

---

porteurs du virus de l'immunodépression, le bacille de Koch provoque une mort sur trois dans le monde et une sur deux en Afrique.

recevait solennellement le président Woodrow Wilson. Je regagnai péniblement l'Ecole où, soigné et bien soigné, je traversai en peu de jours la phase critique de la maladie. Mais j'en restai des semaines affaibli, atteint dans ma vitalité et presque à bout de résistance[186] ».

Pour Hervé Bazin la grippe est protagoniste d'une histoire romancée où le vaccin joue un rôle si important qu'il confère à celui qui l'a découvert une aura quasiment surnaturelle :

« *Catastrophe, une épidémie se compare assez bien à une guerre traînante dont les communiqués avouent régulièrement les pertes. Subie de près par les uns, elle se rétrécit à la cruelle malchance. Subie de plus loin par les autres, elle semble les habituer, les résigner à vivre une période de surabondance de sacrifices humains. Pas de neutres, pourtant, chacun pouvant être attaqué à son tour. Pas de front non plus. Mais ce même mélange de courage et de couardise, de dévouement et d'égoïsme*[187] ».

On notera que notre tentative d'anthologie de littérature consacrée aux épidémies de grippe est

---

[186] P. 504 in *Trente mille jours*. Omnibus 2000, 867 p. De Maurice Genevoix (1890-1980), écrivain français. Il fut un écrivain de sa région, la Sologne (*Raboliot*), un écrivain de la première guerre mondiale (*Ceux de 14*). Membre de l'Académie française dès 1946 il en devint secrétaire perpétuel, poste qu'il quitta en 1974. *Trente mille jours*, récit autobiographique, est celui d'un homme profondément marqué par la guerre et ses conséquences sur les hommes.

[187] P. 156 in *Le neuvième jour*. Grasset 1994, 230 p. D'Hervé Bazin (1911-1996). Écrivain et poète français il a passé son enfance en Anjou où il est né. Hervé Bazin a eu des relations conflictuelles avec sa mère qui lui inspirèrent son fameux roman Vipère au poing. Il devint membre de l'Académie Goncourt en 1960. *Le neuvième jour* décrit une épidémie de grippe extrêmement mortelle ayant débuté en Inde. Le héros dirige un centre européen de virologie et participe à la mise au point d'un vaccin. Le neuvième jour est celui où métaphoriquement l'homme a pris la place de Dieu.

consternante de pauvreté, seulement deux auteurs trouvés et encore faut-il admettre que le récit de Maurice Genevoix tient plus de l'autobiographie que d'une narration romanesque. On ne peut que se poser la question, pour quelle(s) raison(s) la grippe et en particulier l'épouvantable grippe espagnole a-t-elle été négligée par les littérateurs ? Rappelons quand même brièvement les faits :

Il s'agissait en 1918 – 1919, bel et bien de la grippe, une attaque infectieuse que tout le monde, ou presque, a oubliée[188]. Pourquoi la grande épidémie dite de grippe espagnole a-t-elle été occultée ? Non seulement on a presque effacé la grande épidémie de notre mémoire, mais on n'a pas la notion, dans le public, d'une maladie grave. La grippe est habituellement considérée par le commun des mortels comme une maladie ordinaire car elle est souvent confondue avec les infections mineures, saisonnières. Il est assez remarquable d'observer combien, dans la population, cette pathologie est perçue d'une façon banale alors qu'elle provoque des millions de morts. La peste, en tant que symbole épidémique, demeure une référence permanente, alors que la grippe est négligée. Pourtant, elle est potentiellement une maladie épidémique catastrophique. La grippe espagnole a laissé peu de traces dans la mémoire collective, probablement parce que la pandémie est survenue en pleine période victorieuse du pays après qu'ait sévi une censure efficace interdisant de mentionner les ravages induits par le virus H1N1. Le succès des armées alliées a partiellement fait oublier le cauchemar grippal. C'est sans doute une des raisons pour

[188]La grippe est une maladie virale pour laquelle n'existe pas de traitement spécifique mais qui peut être prévenue par la vaccination. Suivant l'origine du virus responsable, on a donné à la grippe des qualificatifs régionaux ou de pays : Asiatique, Espagnole, Hong Kong.

laquelle si peu de travaux ont été consacrés à la maladie en France.

Les auteurs du vingtième siècle, particulièrement ceux ayant produit leur œuvre après la première guerre mondiale, celle qui s'acheva par une mortalité due à un virus qui dépassa de très loin la létalité consécutive à ce que les belligérants avaient inventé pour s'entre-tuer, les auteurs du siècle passé ont mésestimé la grippe. Pourquoi la créativité de personnes fort brillantes et imaginatives n'a-t-elle pas été turlupinée par des faits historiques d'une telle force dont ils furent contemporains ? Les décès, par exemple, de Guillaume Apollinaire deux jours avant l'armistice à l'âge de trente-huit ans, du peintre expressionniste Egon Schiele et d'Edmond Rostand ne laissèrent-ils aucun souvenir ou s'agissait-il d'une sorte de refoulement de nature freudienne de faits ? Nous l'ignorons.

Qu'aurait été « *La peste* » de Camus si l'auteur avait choisi la grippe dont le virus peut être infiniment plus implacable que *Yersinia pestis* ? Certainement un tableau du cortège épidémique plus funeste et dramatique que celui décrit pour la peste. En fait on peut se demander si Camus connaissait la grippe espagnole sinon par le quant dira-t-on. Même pour un intellectuel ou surtout pour un intellectuel, l'appréhension de la grippe nécessitait un minimum de culture scientifique. Or, si nous en croyons Mamaine Koestler, ex-épouse d'Arthur Koestler, un extrait de son journal datant du 8 octobre 1947 et ayant pour titre « *Dîner chez Camus* » nous informe clairement sur l'abyssale ignorance de la science des « penseurs » français à une époque où leurs *alter ego* anglo-saxons accordaient une grande importance à l'évolution des connaissances scientifiques. Mamaine Koestler écrit[189] :

« *Dîner chez Camus le 8 octobre 1947 - Les autres invités étaient Sartre et Simone, Kappy et sa femme, Celia Kirwan. K. se mit à parler d'un « rideau de fer » qui, depuis 1939, avait éloigné les intellectuels français de la culture anglo-saxonne et il dit qu'il était dommage que, sans que ce soit leur faute, ils ignorent tout des derniers progrès, par exemple en psychologie, biologie, neurologie; et aussi, ce qui était très important, qu'ils ne soient pas familiarisés avec la sémantique, en particulier qu'ils n'aient jamais lu The Meaning of Meaning. Nous racontâmes comment nous avions fait connaissance, au Méphisto, de la femme de Merleau-Ponty qui est médecin et participe aux opérations du cerveau, et que K. lui avait demandé si elle avait jamais assisté à une opération sur le 3e ventricule et si elle connaissait le syndrome de Foerster, et qu'elle n'en avait manifestement jamais entendu parler. Nous dîmes alors que nous trouvions curieux que Merleau-Ponty, qui écrit des livres de psychologie, n'ait pas poussé sa femme à s'intéresser à cela. Sartre et Camus exprimèrent des regrets polis pour leur ignorance mais n'en parurent pas vraiment affectés. Ils dirent qu'ils n'avaient jamais pensé qu'il y eût des ventricules dans le cerveau mais seulement dans le cœur ; ils pensaient, en outre, que la psychologie et les sciences empiriques n'avaient rien à voir avec la philosophie et qu'en conséquence elles ne les intéressaient pas. Cela ne m'a pas surprise, Camus (qui s'emballait à ce sujet) m'ayant dit que rien d'intéressant n'était jamais sorti des travaux de laboratoire et qu'en particulier, il était peu probable*

---

[189] Koestler Mamaine *Journal*. 1947 cité par Pierre Debray-Ritzen, P. 343, in *Arthur Koestler*. L'Herne 1975, 468 p.

que rien qui en vaille la peine ait jamais été accompli dans les laboratoires américains ».

Nos philosophes étaient-ils épistémophobes ? Méprisaient-ils la science américaine ? Si oui, cela n'interdisait pas de mettre en scène la grande faucheuse illégitimement qualifiée d'espagnole.

La peinture personnelle de la maladie de Genevoix est pareillement à celle de Thucydide atteint par l'épidémie d'Athènes somme toute pleine de retenue. Les deux auteurs victimes de microbes virulents nous offrent des textes qui n'ont rien de comparable au morceau ronflant et exagéré de Richard Preston[190] décrivant la mort d'un malheureux frappé par le virus Ebola :

L'Ebola

« *Il a des vertiges et se sent d'une faiblesse incontrôlable ; sa colonne vertébrale ne le soutient plus et il perd tout sens de l'équilibre, comme s'il avait les jarrets coupés. La pièce tournoie autour de lui. Il entre en état de choc et s'effondre. Il se penche en avant, la tête sur les genoux, et une incroyable quantité de sang remonte de son estomac pour se répandre sur le sol. Il perd conscience et tombe. Le seul bruit qu'il émet est celui d'un spasme tandis qu'il continue de vomir bien qu'inconscient. Puis on entend comme le bruit d'un drap qu'on déchire : ce sont ses intestins qui s'ouvrent et qui laissent sourdre le*

[190] Preston Richard (1954-) est un auteur américain de fictions consacrées aux épidémies et au bioterrorisme. Parmi ses ouvrages, *The hot zone* (virus) portant sur le virus Ebola a été écrit après un séjour de l'auteur en Afrique.

sang par le sphincter. Des lambeaux de paroi intestinale sont mêlés au sang comme si ses intestins muaient. En fait, les parois de l'intestin se sont détachées et ont été expulsées avec l'énorme quantité de sang. Monet s'est effondré, saigné à blanc... les flaques de sang s'étendent rapidement autour de lui... l'ayant détruit, le virus sort maintenant par tous les orifices, à la recherche d'un nouvel hôte[191] ».

Nous sommes ici dans la littérature « gore » destinée à impressionner, à bouleverser. On relève que Preston décrit un virus ayant un dessein, un virus partant à la recherche d'un nouvel hôte comme les microbes de Dominique Fernandez étaient prêts à nous « sauter dessus » et celui de la coqueluche du petit fils de César « voltigeait » pour s'accrocher à nous.

La fièvre du Nil occidental

Nous nous proposons d'ajouter ici ce que nous nommerons une « curiosité », il s'agit de la description d'une maladie épidémique désignée Fièvre du Nil occidental ou *West Nile disease* des Anglo-saxons, cette affection serait peut-être celle qui fut la cause de la mort du grand Alexandre le conquérant :

« *XXXVII. Il va consulter l'oracle de Jupiter Ammon.* [...] *Jupiter fit d'abord tomber des pluies abondantes, qui dissipèrent la crainte de la soif,* [...]. *En second lieu, comme les bornes qui servaient d'indices aux guides étaient confondues et que les soldats d'Alexandre,*

---

[191] Preston Richard. *Virus*. (*The Hot Zone*. Traduction Dominique Letellier). Plon 1995, 347 p.

errant de tous côtés, se séparaient les uns des autres , il parut tout-à-coup une troupe de corbeaux qui vinrent se mettre à leur tête pour être leurs conducteurs. Ces oiseaux les précédaient dans leur marche, ils les attendaient lorsqu'ils étaient arrêtés ou qu'ils ralentissaient leurs pas. Et ce qui est bien plus admirable encore , la nuit, au rapport de Callisthène, ils les rappelaient par leurs cris lorsqu'ils s'étaient égarés, et les remettaient sur leur route. [...] *XCV. Présages qui avertissent Alexandre de ne pas entrer dans Babylone : il marchait vers Babylone, lorsque Néasque arrivé depuis peu de la grande mer par l'Euphrate, lui dit que les Chaldéens étaient venus l'avertir d'empêcher que le roi n'entrât dans Babylone. Alexandre ne tint aucun compte de cet avis et continua sa marche ; lorsqu'il fut près des murs de la ville, il vit plusieurs corbeaux qui se battaient avec acharnement ; il en tomba même quelques uns à ses pieds* [...]. *XCVIII. Sa mort...* [...] *Il soupa et eut la fièvre la nuit* [...] *la journée du vingt et un se passa de même que la précédente : la fièvre fut plus ardente et la nuit plus mauvaise. Le vingt-deux, la fièvre avait augmenté.* [...] *Le vingt-cinq* [...] *la fièvre ne diminua point, et lorsque ses capitaines entrèrent dans sa chambre, il ne parlait plus.* [...] *Le vingt-huit, il mourut sur le soir*[192] ».

Les lignes qui précèdent sont de Plutarque. Le moraliste écrivant les biographies d'Alexandre le Grand et de César décrit ici la fin du Macédonien, le 2 juin 323 avant J.-C. On a beaucoup spéculé sur les causes de la mort de l'élève d'Aristote à l'âge de 32 ans. On a évoqué la malaria ou d'autres infections ainsi que le poison. Il y a peu, deux chercheurs américains ont proposé l'hypothèse

---

[192] Plutarque. *Vies parallèles des hommes illustres. La vie d'Alexandre le Grand.* Traduction Ricard (1840). Flammarion, 460 p. (XXXVII. Il va consulter l'oracle de Jupiter Ammon & XCVIII. Sa mort.).

selon laquelle le virus de la fièvre du Nil Occidental serait la raison du décès prématuré dans un tableau fébrile illustré de corbeaux au comportement étrange[193] car la maladie affecte les oiseaux. Si les auteurs scientifiques sont dans le vrai alors Plutarque et plus tard Laurent Gaudé ont rapporté prosaïquement ou poétiquement la description d'une épidémie frappant oiseaux et humains :

« Oui je meurs. Oui, je serai bientôt terrassé

Je vous le dis. Il n'est pas besoin d'épier mes spasmes, de compter la fréquence de mes quintes de toux ».

Et :

« *Les spasmes se font plus fréquents. Je sue toute l'eau de mon corps. Il me semble que mes entrailles sont de braise. Et que je ne serai bientôt plus qu'un bout de bois calciné dans les draps blancs du lit*[194] ».

Avons-nous ici la description historique et lyrique du décès d'un héros majeur de l'antiquité emporté par un virus revenu à la mode dans le théâtre des épidémies ? Rien n'est moins sûr mais est-ce vraiment impossible ?

---

[193] Marr JS. *Alexander the Great and West Nile Virus encephalitis*. Emerging Infectious Diseases. 2003; 9: 1599-1603.
[194] P. 7 & p. 49, in Gaudé Laurent. *Le tigre bleu de l'Euphrate*. Actes Sud 2002, 52 p.

Les germes, l'immunité, la démorésilience

Les germes

Une épidémie représente une catastrophe suivant toujours à peu près le même schéma dramatique. Parmi les acteurs du sinistre il y a bien entendu le microbe agent du malheur, car même si « *un microbe n'explique pas une épidémie*[195] », s'il n'est jamais le seul responsable de la survenue de la calamité il y contribue essentiellement[196]. Une épidémie ne peut s'installer sans microbe diffusant « dans le peuple ». Les agents microbiens eux-mêmes, bactéries, virus ou parasites et plus récemment prions, n'ont été que très rarement mis en scène en tant que tels dans la littérature des épidémies, ils se prêtent peu aux représentations littéraires. Pourtant, au nombre des facteurs de désastre les bactéries sont très souvent en cause, après tout elles sont les agents de la peste, de la lèpre, de la tuberculose, du choléra etc. Dans le monde des lettres, très peu d'auteurs se sont attachés à écrire à propos des microbes ou éventuellement de ceux qui s'en occupent. Cependant parmi les personnes qui dans la vie réelle ont étudié ces germes délétères il y eut et il y a encore de nos jours des chercheurs d'institutions académiques diverses dont des médecins, des bactériologistes, des biologistes. Ceux là appartiennent à l'histoire institutionnelle et il n'en est pratiquement jamais question dans la littérature concernant les épidémies. Il s'agit, rappelons-le de

[195] Gualde Norbert. *Un microbe n'explique pas une épidémie*. Les Empêcheurs de Penser en Rond 1999, 312 p.

[196] Nous l'avons écrit plus haut, le virus VIH existait - sans doute chez de très rares porteurs – en Afrique en 1959. Le virus à cette époque ne faisait pas le sida. L'épidémie fut la conséquence d'activités humaines.

littérature romanesque, nous excluons ainsi les nombreuses biographies consacrées aux « grands hommes » de la médecine et de la science. Aussi est-il surprenant que deux hommes de lettres aient eu dans leurs romans et vis-à-vis de ces hommes de métier, des écrits pour le moins désobligeants. Il est vrai qu'il s'agit d'écrivains qui, d'une certaine façon, sont des médecins manqués. Léon Daudet et Somerset Maugham, tous deux issus des classes sociales supérieures ont éreinté dans leurs écrits des médecins qu'ils ont côtoyés au moins durant leurs études. Le premier attaque avec virulence le monde médical et la biologie dans leur entier :

« *Evolution et microbes, cela répondait à tout, expliquait l'univers et remplaçait Dieu. Non contents de l'hérédité, qui soumet l'individu à ses aïeux, supprime la liberté et la spontanéité, quelques savants avaient imaginé une vaste dépendance de la nature entière : l'homme descendait du singe, lequel viendrait du kanguroo*[197]*, puis du renard, puis de la souris, puis du mollusque, puis du ver, puis du scorpion et de l'araignée, enfin une gelée végétale, et par elle, du règne minéral. Ces métamorphoses se seraient produites grâce à des batailles et luttes acharnées, loi fondamentale d'une société où le plus fort l'emporte toujours.* […] *Quand aux futurs docteurs, mes condisciples, on les bourre de formules toutes faîtes, suivant des procédés infaillibles. On leur apprend à ne jamais rien juger par eux-mêmes, mais toujours d'après la parole du maître.* […] *Quand ils sortent de là, ils sont mûrs pour la servitude, munis d'arguments spécieux, d'axiomes vides, d'une fausse expérience*[198] ».

---

[197] Orthographe respectée.

[198] Pp. 176-177, in *Les morticoles*. Fasquelle 1925, 358 p. De Léon Daudet (1867-1942). Fils d'Alphonse Daudet il fut un homme politique de droite, membre de l'Action française. Antisémite il

Le second s'en prend aux bactériologistes :

« *un bactériologue officiel n'était pas un personnage*[199] », et plus loin : « *un bactériologue n'est en somme, qu'un bien modeste personnage*[200] ».

Pour quelle(s) raison(s) ces deux médecins ont-ils cédé à ce qui ressemble à de la rancœur ? L'histoire ne le dit pas, il n'y a pas d'explication connue sauf peut-être pour Léon Daudet qui fut « collé » au concours de l'Internat des Hôpitaux de Paris et qui aurait conservé de cet échec un fort ressentiment anti-médical. Chez les deux auteurs dénigrant la biologie et les biologistes il n'est pratiquement pas fait mention des agents microbiens en tant que tels.

Peut-être est-il bon de nous souvenir que déjà les théories pastoriennes n'avaient que peu séduit les écrivains du XIXe. Flaubert se sentait plus proche de Félix-Archimède Pouchet (1800-1872), chirurgien puis botaniste qui défendit la théorie de la génération spontanée et qui par conséquent avait combattu les thèses pastoriennes. Michelet, comme le montre le « *Journal* »

---

accabla Dreyfus. Il a publié ses mémoires en étant extrêmement critique envers ses contemporains. À la place de sa thèse de médecine il écrira *Les morticoles* afin de dénigrer le milieu médical.

[199] P. 44, in *La Passe Dangereuse*. (*The Painted Veil*. Penguin 1959). Bibliothèque du Temps Présent 1974, 320 p. De Somerset Maugham (1874-1965), un écrivain anglais né à l'ambassade de Grande-Bretagne à Paris. Il vécut à Paris dans un monde de bourgeois fortunés et cosmopolites. En 1897 il devient médecin mais ne pratique pas la médecine. Il vécut à Saint Jean-Cap-Ferrat où il décéda. *La passe dangereuse* narre l'histoire de Kitty une jolie écervelée qui épouse Walter Fane un bactériologiste en poste à Hong Kong. Kitty devient la maitresse de Charles Townsend aussi Walter contraint sa femme à l'accompagner en Chine où sévit une épidémie de choléra. Walter y perd la vie, la veuve seule avec son enfant part rejoindre son père.

[200] Ibid, p. 59.

s'accordait avec Nicolas Joly[201] (1812-1885) qui publia en 1863 une « *réfutation* » des expériences du microbiologiste[202,203]. François Dagognet, dans son essai, *La Raison et les remèdes*, estimait que la microbiologie, à cette époque, attisait des phobies :

« *Des influences malignes rôdent autour de nous, nous menacent* [...]. *Si nous ne méritons plus nos châtiments qui puniraient on ne sait quel dérèglement, nous n'en risquons pas moins à tout instant de subir l'offense d'une sourde et injuste infraction*[204] ».

Pour Guy de Maupassant, le choléra qu'il décrit dans une de ses nouvelles n'est pas le fait d'un microbe mais d'une sorte de force occulte, d'un « Esprit » :

« *Tenez, Monsieur, nous assistons à un spectacle curieux et terrible: cette invasion du choléra ! Vous sentez le phénol dont ces wagons sont empoisonnés, c'est qu'il est là quelque part. Il faut voir Toulon en ce moment. Allez, on sent bien qu'il est là, Lui. Et ce n'est pas la peur d'une maladie qui affole ces gens. Le choléra c'est autre chose, c'est l'Invisible, c'est un fléau d'autrefois, des temps passés, une sorte d'Esprit malfaisant qui revient et qui nous étonne autant qu'il nous épouvante, car il appartient, semble-t-il, aux âges disparus. Les médecins me font rire avec leur microbe. Ce n'est pas un insecte qui terrifie les hommes au point de les faire sauter par la fenêtre ; c'est le choléra, l'être inexprimable et terrible venu du fond de*

---

[201] Biologiste défenseur de la génération spontanée.

[202] *Examen critique du mémoire de M. Pasteur relatif aux générations spontanées*, et couronné par l'Académie des sciences de Paris, dans sa séance du 29 décembre 1862. Par le docteur N. Joly,. 1863.

[203] Dagognet François. *Méthodes et doctrines dans l'œuvre de Pasteur*. Presses Universitaires de France 1967. p. 135.

[204] Cité par Cabanès Jean-Louis in *Le corps et la maladie dans les récits réalistes (1856-1893).* Thèse de Doctorat d'État de Littérature. 1989 Toulouse 2. Klineksieck 1991. 2 vol 442 p. & 394 p.

l'Orient. Traversez Toulon, on danse dans les rues. Pourquoi danser en ces jours de mort ? On tire des feux d'artifices dans la campagne autour de la ville; on allume des feux de joie; des orchestres jouent des airs joyeux sur toutes les promenades publiques. C'est qu'Il est là, c'est qu'on le brave, non pas le Microbe, mais le Choléra, et qu'on veut être crâne devant lui, comme auprès d'un ennemi caché qui vous guette. C'est pour lui qu'on danse, qu'on rit, qu'on crie, qu'on allume ces feux, qu'on joue ces valses, pour lui, l'Esprit qui tue, et qu'on sent partout présent, invisible, menaçant, comme un de ces anciens génies du mal que conjuraient les prêtres barbares[205]... ».

La description littéraire des agents infectieux des épidémies et leur mise en scène est donc fort rare dans la littérature. Les évocations des bactéries des épidémies sont exceptionnelles. Celle due à Marcel Pagnol prête à rire car il fait de l'agent de la coqueluche une description très méridionale :

« *Et la coqueluche, ça s'attrape rien qu'en regardant ! C'est une espèce de microbe voltigeant, cent millions de fois plus petit qu'un moustique ! Même si un docteur te le fait voir, et te dit : "il est là", et bien ! tu as beau regarder, tu ne le vois pas. Et c'est un monstre qui a des crochets terribles*[206]... ».

---

[205] Maupassant (De) Guy. *La Peur.* Paru dans Le Figaro du 25 Juillet 1994.

[206] In *César.* Fasquelle 1962, 214 p. De Marcel Pagnol (1895-1974). Né à Aubagne, à la fois écrivain et cinéaste il débuta comme professeur d'anglais. Il est célèbre pour ses romans et ses pièces de théâtre mettant en scène des personnages méridionaux dont la fameuse trilogie (Fanny, Marius, César). Il est élu à l'Académie française en 1946. Sa vie de romancier et de cinéaste sera une succession de succès. Il décédera en 1974.

Pagnol souligne que le microbe est invisible à l'œil nu, que la bactérie a un projet qui est de contaminer, d'atteindre ses victimes grâce à ses voltiges et ses crochets. La leçon de bactériologie de Pagnol s'arrête là. Pour Dominique Fernandez les microbes sont également autonomes, ils ne voltigent pas mais sautent dessus leurs hôtes avec lesquels ils vivent - sans que cela soit expressément écrit - dans un état symbiotique[207] dû au Tout-Puissant :

« *Les curés feraient mieux de se demander pourquoi Dieu a créé les microbes, que tu portes en permanence dans ton organisme, et qui sont prêts à te sauter dessus à la moindre défaillance de tes globules blancs. Ici nous comprenons « sauter dessus » non seulement en s'installant sur nous mais en nous agressant. Ce n'est pas le sida qui tue, c'est la pneumonie, c'est la diarrhée, c'est la méningite, c'est l'encéphalite, ce sont les innombrables germes, bactéries, candida, champignons, amibes, toxoplasmes, salmonelles dont le Tout-Puissant a pétri ton corps le sixième jour de la Genèse et qui font partie, depuis l'origine, de ce que tu appelles l'ordre du monde*[208] ».

Chez Dominique Fernandez, même s'ils ne voltigent pas, les microbes toujours à l'affût sont prêts à

[207] La symbiose est un état où deux organismes le plus souvent d'espèces différentes ne peuvent survivre l'un sans l'autre, chacun tirant bénéfice de la présence de l'autre.

[208] In *La gloire du paria*. Grasset 1987, 250 p. De Dominique Fernandez. Écrivain français né en 1929, élève de l'École Normale Supérieure, agrégé d'italien il est reçu à l'Académie française en 2007. Il est considéré comme un "psychobiographe". Dans *La gloire du paria* il est raconté l'amour entre Bernard et Marc. Bernard est atteint du sida. Les deux hommes deviennent des pestiférés, Bernard devient un paria et considère que le sida provoque une rupture avec la société alors que pour Marc il est une maladie, sans plus.

nous sauter dessus à la moindre défaillance de notre machine défensive et précision importante et digne d'intérêt pour comprendre la maladie, ce sont les microbes attentistes que les médecins qualifient d'opportunistes qui sont les principaux artisans des effets délétères observés lors du sida. Nous avons ainsi à faire, chez Pagnol et chez Fernandez, à des germes à qui les auteurs prêtent des intentions, des projets délétères. Certes ces allégations paraissent chimériques, proprement imaginaires mais elles sont à posteriori supportées par les travaux de chercheurs ayant mis en évidence une forme d'intelligence chez des créatures primitives telles que les amibes susceptibles de trouver leur chemin vers la nourriture au sein d'un labyrinthe[209]. Ainsi les microbes de la littérature, comme doués de réflexion sont presque des prédateurs à l'affût, des chasseurs pensants, ce qui revient à leur conférer des capacités qu'ils ne possèdent guère en réalité. C'est dans un texte de Jean Carrière qu'on trouve une description littéraire plus pertinente, peut-être parce que la moins romanesque, d'une bactérie et de son mode de vie :

« *La seule hypothèse qui m'ait satisfait* (Il s'agit un médecin qui parle) *est celle du professeur Haneman. Il pense que certaines maladies nous sont communiquées par de petites bêtes minuscules, invisibles à l'œil nu, qui se promènent dans l'air que nous respirons, la nourriture ou les liquides que nous absorbons. Un animalcule, un genre de ciron qui s'installe dans nos tripes, met nos humeurs en révolution, et prend le pouvoir. À moins que notre complexion ne soit pas à son goût. En ce cas, il se casse le nez, et après nous avoir bousculés un peu, il s'avoue vaincu et bat en retraite*[210] ».

---

[209] Toshiyuki Nakagaki *et al. Intelligence: Maze-solving by an amoeboid organism*. Nature. 2000; 157: 6803.

[210] p. 65, in *La caverne des pestiférés. 1. Lazare*. Jean-Jacques Pauvert 1978, 250 p. De Jean Carrière (1928-2005). Écrivain nîmois, proche

« *À l'heure où je vous parle, il y a dans ce canton des milliers de gens qui éprouvent des malaises inexplicables : pesanteurs, douleurs obtuses à l'épigastre, oppression, mauvaises digestions, transpirations subites, vertiges. Certains mourront. Beaucoup seront épargnés et ne sauront même pas que la bataille a eu lieu entre leur corps et le mal indien*[211] ».

La *Caverne des Pestiférés* abrite des personnes ayant fui le choléra lors d'une épidémie en 1835. La narration est prétexte à l'histoire d'un groupe humain qui crée une nouvelle microsociété à l'écart du monde. On rencontre là la description d'un micro-organisme, celui du choléra, la plus proche de la réalité, en particulier par l'évocation d'une vie symbiotique[212] avec ici également le souci de donner un projet aux « *cirons*[213] » qui se « *promènent dans l'air* » et qui « *s'installent* » dans nos tripes. Chez Carrière également les bactéries sont décrites comme ayant un projet, des intentions, Carrière a lui aussi animalisé les microbes qui deviennent des acteurs. Enfin l'auteur évoque la possibilité d'une immunité

---

de Jean Giono, il connut un succès considérable en publiant *L'Épervier de Maheux* en 1972 pour lequel il obtint le prix Goncourt. Plus tard, victime d'un état dépressif, il cessa d'écrire durant de nombreuses années avant de reprendre l'écriture. *La caverne des pestiférés* est une histoire qui se déroule en 1835 alors que le choléra ravage le sud de la France. Un parisien tentant de revendre sa maison natale se dirige vers Nîmes mais ne peut atteindre la ville en raison de l'épidémie. Il rejoint un groupe d'hommes et de femmes et se réfugie avec eux dans une caverne : la caverne des pestiférés. Le lecteur découvre alors une chronique de gens vivant hors du temps.

[211] Ibid, p. 64.

[212] En ce qui concerne nos tissus, nous ne sommes humains qu'à 10 % ! Chacun de nous est constitué de 10^{13} cellules humaines et héberge 10^{14} bactéries représentant 1.2 Kg dont un Kg dans l'intestin. Les bactéries et nous tirons un bénéfice mutuel de cette association : la symbiose.

[213] Ciron désigne le nom de certains insectes.

antibactérienne, une « *complexion* » qui n'est pas du goût du microbe et induit son élimination. La notion d'immunité abordée dans la littérature fera au demeurant l'objet d'un examen plus loin.

L'agent bactérien n'est pas le seul microbe abordé dans la littérature romanesque des épidémies. Les virus ne sont pas omis. Il s'agit en particulier du VIH, virus responsable du sida. Son évocation et ses effets destructeurs sur des paramètres biologiques sont habituellement relevés dans la littérature produite par des auteurs particulièrement informés de pays occidentaux. On comprend que pour ces littérateurs, d'ailleurs souvent malades eux-mêmes, il y a eu échanges d'informations détaillées et circonstanciées avec leur(s) médecin(s) et que les écrits représentent des passages éclairés par ces échanges ou, qui sait, la consultation de la littérature médicale.

Au sujet des microbes des épidémies, il est une fiction qui bien qu'elle soit due à un microbe absent du monde réel ne manque pas de faire penser aux prions[214], ces agents infectieux hétérodoxes si différents de leurs collègues bactériens, viraux et parasitaires. Il s'agit de *Cent Ans de Solitude*, le roman de Gabriel Garcia Marquez ou l'auteur raconte une insomnie évoquant l'Insomnie Familiale Fatale[215], une terrible maladie constamment mortelle. Dans la narration de Garcia Marquez, le village de Macondo est celui où vit la famille Buendia que la prophétie d'un gitan a condamné à demeurer durant un

---

[214] L'existence des prions est une découverte du biologiste Stanley Prusiner, prix Nobel de médecine qui parvint à convaincre la communauté scientifique qu'un agent infectieux pouvait ne pas contenir d'ADN ni d'ARN et n'être formé, ce qui parut hérétique, que de protéines. La contamination orale est considérée comme un réel danger avec les prions.

[215] L'insomnie Familiale Fatale est une maladie à prions.

siècle dans une forme de solitude. La maladie qui frappe les habitants de Macondo est transmissible par voie orale en cela il ressemble au prion de l'encéphalite spongiforme et il est facteur d'insomnie. Garcia Marquez ne le dit pas explicitement mais la survenue de l'étrange insomnie pourrait être favorisée par les relations incestueuses existant au sein de la famille Buendia et des enfants consanguins qui en sont issus. Or il est connu que des facteurs génétiques prédisposent à la survenue de maladies à prions. Garcia Marquez a publié son roman bien avant l'apparition de la maladie de la vache folle et du variant de la maladie de Creutzfeldt-Jakob et c'est son imagination féconde qui lui a inspiré la description d'une épidémie qui si elle fait penser à l'insomnie familiale fatale s'en éloigne néanmoins par bien de ses aspects. Dans le roman et ironiquement, afin d'éviter la contagion, ce sont les individus sains qui doivent signaler leur présence afin d'être exclus du village si particulier qui est créé au début du roman pour disparaître à la fin de celui-ci. Ceux qui traversent Macondo connaissent en miroir les contraintes subies autrefois par les lépreux errants qui devaient s'écarter des populations épargnées par le bacille de Hansen :

« *Tout étranger parcourant en ce temps-là les rues de Macondo devait faire sonner ses clochettes afin que la population malade sût qu'il ne l'était pas. On ne les autorisait à rien boire ni manger au cours de leur séjour, car il ne faisait aucun doute que la maladie se transmettait seulement par la bouche et que tout ce qu'on pouvait manger et boire se trouvait contaminé par l'insomnie. Aussi bien la peste demeura-t-elle circonscrite dans le périmètre du village*[216] ».

---

[216] P. 66, in *Cent ans de solitude*. (Cien Anos de Soledad 1967. Traduction de Claude & Carmen Durand). Seuil 1968, 260 p. De

L'immunité individuelle

À l'exclusion des manifestations cliniques de la variole dont les effets sur l'apparence physique sont manifestes comme le sont ceux par exemple de la poliomyélite, de la lèpre, les signes d'agression du sida à la période d'état de la maladie sont plus modérés aussi l'appréciation des effets d'un virus sur l'état de santé des malades se base sur des notions de biologie médicale ce qui est inhabituel mais moderne dans la littérature des épidémies. Le savoir au sujet de certains globules blancs dont les lymphocytes T4 [217] qui sont des cellules primordiales dans les processus de défense, des intervenants majeurs du système immunitaire, ce savoir est totalement nouveau, il est acquis avec le sida et il ne figurait pas dans les descriptions des épidémies antérieures :

« *Le lendemain matin, je vais à l'hôpital pour une prise de sang. On me fait des examens tous les trois mois. Le virus se multiplie tranquillement ; les lymphocytes T4 agents de défenses immunitaires diminuent lentement. J'ai de la chance ; j'aurais pu tomber sur une forme plus foudroyante de la maladie*[218] ».

Gabriel Garcia Marquez (1927-2014). Écrivain colombien, romancier il a obtenu le prix Nobel de littérature en 1982. Ayant des sympathies pour la gauche radicale, il voyage en Europe puis s'installe au Mexique. Son œuvre décrit des événements se déroulant souvent dans le village fictif de Macondo. *Cent ans de solitude* est une saga familiale se déroulant à Macondo on y trouve du réalisme, de l'humour et des questionnements métaphysiques.

[217] Devenus depuis CD4.

[218] P. 174, in *Les nuits fauves*. Flammarion 1993, 253 p. De Cyril Collard (1957-1993). Écrivain, réalisateur, acteur, il se consacra au métier d'artiste au décours de très brillantes études d'ingénieur. Le roman *Les nuits fauves*, comme le film primé à la cérémonie des

Connaître l'état du système immunitaire est essentiel lorsqu'on a affaire à une maladie de l'immunité, les résultats conditionnent les essais de nouvelles thérapeutiques comme en ont connu et en connaissent encore les patients porteurs du virus :

« *Il y a deux mois, sur le conseil du docteur K, T4 en chute libre, hypothèse de mycoplasme, j'ai accepté de me rendre à Paris pour suivre un traitement d'essai*[219] ».

Exposer les désordres immunologiques n'existe que depuis peu dans le romanesque des épidémies. Il s'agit de littérature nouvelle concernant une maladie récente, maladie le plus souvent rapportée par des instruits saisissant la nature des examens médicaux effectués et la signification des résultats obtenus. Parmi les critères biologiques de degré d'atteinte du sida le nombre de lymphocytes dits T4 circulants fut aux débuts de l'épidémie le seul paramètre sanguin significatif de gravité :

« *J'ai commencé à maigrir l'été dernier, il y a à peu près un an. Je pesais soixante-dix kilos, j'en pèse cinquante-deux aujourd'hui, je viens de lire dans le journal qu'une rock-star brésilienne morte du sida n'en pesait plus que trente-huit.* [...] *Après avoir guetté pendant deux ans mes variations de poids et de T4, où je n'ai plus voulu savoir à quel point de dégradation j'en suis. Je ne réclame plus les chiffres de mes analyses, ils sont sous mes yeux à l'envers entre les mains du médecin, je ne cherche pas à les lire*[220] ».

Césars raconte les pratiques sexuelles de l'auteur s'exposant et exposant ses partenaires au danger du sida.

[219] P. 52, in Navarre Yves. *Ce sont amis que vent emporte*. H & O éditions 2009, 157 p.

[220] P. 32, in Hervé Guibert *Le protocole compassionnel*. Gallimard 1991, 228 p.

« *Le processus de détérioration amorcé dans mon sang se poursuit de jour en jour, assimilant mon cas pour le moment à une leucopénie. Les dernières analyses, datées du 18 novembre, me donnent 368 T4, un homme en bonne santé en possède entre 500 et 2 000. Les T4 sont cette partie des leucocytes que le virus du sida attaque en premier, affaiblissant progressivement les défenses immunitaires. Les offensives fatales, la pneumocystose qui touche les poumons et la toxoplasmose le cerveau, s'enclenchant dans la zone qui descend en dessous de 200 T4 ; maintenant on les retarde avec la prescription d'AZT*[221] ».

Les lymphocytes T4 sont les derniers nés de la cytologie romanesque qui nous explique leurs rôles dans les processus immunitaires :

« *Dans les conditions normales, les globules blancs assurent la défense de ton organisme. Si ces globules blancs pour une raison ou une autre ne sont plus en mesure d'assurer leur rôle, les microbes, laissés en liberté, se mettent à pulluler dans ton corps, et tu finis par mourir, non pas d'un fléau rédempteur qui n'existe pas dans l'imagination exaltée des pourfendeurs de Belzébuth, mais la somme des infections que tu attrapes en raison de l'écroulement de tes défenses.* […] *Le sida ce n'est rien, c'est un sigle, ce sont quatre lettres, pour signaler l'effondrement du système immunitaire*[222] ».

Le système immunitaire est une organisation somatique fort sophistiquée victime du VIH au cours du sida. Il nous est expliqué, d'une façon très personnelle, par la philosophe Dona Haraway :

---

[221] Ibid, p. 32.

[222] Fernandez Dominique. *La gloire du paria*. Grasset. Paris 1987, 250 p.

« Les illustrateurs du système immunitaire sont férus de cultures militaires, mais ce n'est pas tout : les cultures militaires sont elles aussi dans un rapport symbiotique avec le discours du système immunitaire, de la même manière que les programmateurs stratégiques tout à la fois s'inspirent de et contribuent à la conception de jeux vidéo et des scénarii de science-fiction. J'en veux pour preuve ce passage publié dans Military Review, extrait d'un article du colonel Frederick Timmerman (1987) sur la nécessité de constituer dans l'armée du futur un corps d'élite composé de bataillons d'intervention : « L'exemple qui convient le mieux pour décrire le fonctionnement de ce système correspond au modèle biologique le plus complexe que l'on connaisse, à savoir le système immunitaire du corps. Il existe à l'intérieur du corps un bataillon de soldats dont l'organisation est remarquablement complexe. En chiffres absolus, ils sont peu nombreux – 1 % seulement des cellules de l'organisme. On compte pourtant dans leurs rangs des spécialistes de la reconnaissance, des tueurs, des spécialistes de la reconstitution et des communications, qui guettent les envahisseurs, sonnent l'alarme, se reproduisent rapidement et se jettent en masse dans la bataille pour repousser l'ennemi[223] ».

L'intellectuelle féministe compare de façon épatante les modèles militaires à l'appareil dévolu à la

---

[223] P. 449, in *Des singes, des cyborgs et des femmes. La réinvention de la nature.* (*Simians, Cyborgs and Women. The reinvention of nature* 1991. Traduction d'Oristelle Bonis). Jacqueline Chambon, Actes Sud 2009, 276 p. De Dona Haraway. Née en 1944, elle est une philosophe américaine. Biologiste de l'évolution elle s'est consacrée à l'étude des genres puis au féminisme. Elle utilise dans sa dialectique la notion de cyborg, créatures imaginaires, mélanges d'humain et de machines. *Des singes, des cyborgs et des femmes* est une nouvelle approche du féminisme.

défense antimicrobienne de notre organisme. Ce faisant elle décrit un appareil physiologique qui est normalement « masqué » au lecteur. Rien d'aussi évident que les lésions cutanées d'un lépreux ou la diarrhée d'un cholérique, rien d'aussi dissimulé qu'un lymphocyte porteur du virus du sida..

La biologie dans la littérature des épidémies en général et du sida en particulier, la biologie immunitaire est l'expression d'une nouvelle façon, actuelle, moderne, de raconter les maladies alors que les paramètres biologiques de l'homme infecté sont ignorés dans les récits de peste, de choléra, de tuberculose, de lèpre, bref de toutes les épidémies « historiques ». Hervé Guibert dit bien l'importance de la numération des lymphocytes, il emploie même le terme de leucopénie appartenant *es* qualité au jargon médical. Il se fait expliquer comment le virus achève ses effets destructeurs de lymphocytes :

« *Bill m'a expliqué que le virus est si diabolique parce qu'il se divise pour mettre en jeu un processus de leurre, qui épuise le corps et les capacités immunitaires. C'est l'enveloppe du virus qui fait office de leurre : dès que l'organisme décrypte sa présence, il envoie les T4 à la rescousse, qui, massés sur l'enveloppe et comme aveuglés par elle, ne détectent pas le noyau du virus, qui traverse incognito la mêlée pour infecter les cellules*[224] ».

Les cellules T4 en question dans le sida n'ont plus le monopole de l'évaluation de la gravité de la maladie mais sont toujours des éléments essentiels de cette estimation.

---

[224] P. 4 et P. 259, in *À l'ami qui ne m'a pas sauvé la vie*. Gallimard. Paris 1990, 276 p. Dans ce premier roman Hervé Guibert raconte sa maladie à Muzil (Michel Foucault), maladie pour laquelle il n'existait aucune thérapeutique.

La démorésilience ou l'immunité des populations

Ce qui importe pour la population des victimes de l'agent microbien lors d'une épidémie est la résistance que peut opposer ladite population agressée, collectivisée, considérée dans son ensemble. Cette défense est appelée immunité des populations ou démorésilience.

La démorésilience[225,226] est un concept proposé en 1994[227], elle représente pour une population une résistance antimicrobienne collective, émergence[228] de la résistance antimicrobienne de chacun de ses membres subsumés dans une collectivité. La démorésilience ignore le solipsisme, elle ne peut s'écarter de l'expérience antimicrobienne des autres, elle s'accorde avec la notion anglo-saxonne de *herd immunity* que nous devons, depuis 1923, à William Topley et George Wilson[229], terme affreusement traduit en Français sous le vocable « d'effet troupeau ».

---

[225] Gualde. N. *Épidémie, démographie et démorésilience*. Démographie et santé. XIVe Colloque National de Démographie Bordeaux 21-24 mai 2007. 345-53.

[226] Gualde N. *Epidémie et démorésilience*. Corps. 2008 ; 5 : 15-22.

[227] Gualde N. *Immunité-humanité. Essai d'immunologie des populations*. L'Harmattan. Paris 1994, 207 p.

[228] Nous utilisons le vocable « émergence » au sens ou l'entend Edgar Morin c'est-à-dire : « qualités ou propriétés d'un système qui présentent un caractère de nouveauté par rapport aux qualités ou propriétés des composants considérés isolément ou agencés différemment dans un autre type de système ». P. 280, in *Morin E. La méthode. 1. La nature de la nature.* Seuil 1977, 399 p.

[229] Topley WWC, Wilson GS. *The Spread of Bacterial Infection. The Problem of Herd-Immunity*. Journal of Hygiene. 1923; 21: 243-9.

Un état de démorésilience naturelle est issu de la cohabitation[230] qui, lorsqu'elle se prolonge prend les atours biologiques de la coévolution, entre *Homo sapiens* et le microbe. Bien que la distinction entre nature et culture soit dans maintes circonstances délicates à discerner[231] il est des situations où, fort clairement, la démorésilience naturelle connaît une correction anthropique, culturelle. Bien entendu, démorésilience naturelle et culturelle peuvent combiner leurs effets bénéfiques. La démorésilience signifie donc dans un groupe humain, une communauté, un nombre d'individus résilients au microbe suffisamment important pour empêcher ou tout au moins ralentir la marche de l'épidémie[232].

La démorésilience racontée par les philosophes

« *Pourquoi donc la pestilence est-elle la seule maladie qui frappe plus spécialement ceux qui*

---

[230] En 1923 déjà, dans son édition du 8 juillet le New York Times publiait, sous la signature de William H. Park alors Directeur des laboratoires du Département de la Santé de la ville de New Yok un article intitulé « *Doctor Says Steady Contact with Germs Makes City Dwellers Immune to Disease* » (Le médecin dit que le contact constant avec les germes rend le citadin immun à la maladie) : « *Les passagers du métro respirent tant de germes nombreux que leur système s'habitue à eux.* […] *Les germes voyageant de domicile en domicile perdent une partie de leur virulence.* […] *Dans le métro l'air est rempli de millions de germes qui produiraient de terribles épidémies si le corps humain n'avait pas appris à les assimiler* ».

[231] Fox Keller Evelyn. *The mirage of a space between nature and nurture*. Duke University Press 2010, 120 p.

[232] Cho Y *et* al. *The impact of population immunity on antigenic drift during large epidemics and small outbreaks*. The Journal of Young Investigators. 2010; 20: 2-12.

s'approchent des malades pour les soigner ? Est-ce parce que c'est la seule maladie qui soit commune à tous sans exception, et qu'en conséquence elle propage l'infection à tous ceux qui se trouvent en état déficient ? En effet, en raison de l'accumulation de chaleur que la maladie produit chez eux qu'ils soignent, ils sont rapidement atteints par le fléau en question[233] ».

Dans son œuvre, *Problèmes*, Aristote considère que les sujets peuvent être, en face de la maladie, réceptifs ou déficients et dans le second cas ils sont alors plus susceptibles à être victimes de la peste. Ces différences entre sujets sous-entend soit une forme d'immunité soit l'absence d'immunité efficace. Plus les sujets résistants seront nombreux dans une population, meilleure sera la force d'opposition à la marche de l'épidémie. L'état de résistance à l'épidémie définit la démorésilience.

Il s'agit également d'une forme de démorésilience qu'évoque le philosophe Peter Sloterdijk dans ses ouvrages consacrés aux sphères :

« Après que Pasteur et Koch ont fait apparaître l'existence de microbes et l'ont imposée dans des publications scientifiques, l'existence humaine doit être disposée à prendre des mesures explicites de symbiose

[233] P. 12 7, in Aristote *Problèmes.* Sections I-X. Traduction de Pierre Louis Les Belles Lettres. Paris 2002, 216 p. Aristote (384-322 av. J.-C.), Né à Stagire en Macédoine au quatrième siècle avant J.-C., il est un des plus connus des philosophes de l'Antiquité grecque. Tout d'abord séjournant à Athènes, élève de Platon à l'Académie il fut précepteur d'Alexandre le Grand, fonda son école philosophique (Le Lycée) aussi nommée école des péripatéticiens. Nombreux de ses ouvrages ont été perdus. Le philosophe calomnié à la fin de sa vie quitta Athènes pour mourir à Chalcis. *Problèmes* est une œuvre dont l'authenticité aristotélicienne est mise en doute. La présentation sous forme de questions et réponses est inhabituelle dans l'œuvre du philosophe. Les 38 livres de l'ouvrage rassemblent 900 problèmes.

avec l'invisible, et plus encore pour prévenir et se défendre contre des concurrents microbiens que l'on a désormais répertoriés avec précision. [...] *Chez les hommes nous devons toujours compter sur l'existence de trois niveaux synchronisés de systèmes immunitaires : l'immunité biologique, l'immunité sociale (assurée par des systèmes de solidarité simples, complexes et par le système du droit) et, dans la plupart des cultures, des systèmes immunitaire symboliques ou rituels que l'on désigne conventionnellement en Europe sous le nom de "religions". Les systèmes immunitaires symboliques compensent la mort et garantissent la transmission des normes communes* [...] *Les systèmes immunitaires juridiques et religieux pratiquent* [...] *la distinction entre ce qui leur est propre et ce qui leur est étranger, à cette nuance près qu'ils ne définissent pas le "propre" d'une manière purement biologique, mais culturelle. À ce palier, l'immunité implique donc toujours un élément fort d'altruisme culturel. Dans la mesure où les individus apprennent à agir en acteurs de leur culture, ils repoussent les avantages privés pour œuvrer à l'avantage du groupe d'assez grande taille.* [...] *La co-immunité est le mot clef pour comprendre toutes les histoires politiques et sociales réussies. Elle permet de comprendre comment les hommes peuvent d'une manière générale, coopérer au sein de groupes d'une certaine taille. Le calcul co-immunitaire explique pourquoi l'on doit sacrifier quelque chose à un niveau inférieur si l'on veut gagner quelque chose à un niveau supérieur. C'est sur ce principe que reposent tous les sacrifices et tous les impôts, toutes les bonnes manières et tous les services, toues les ascèses et toutes les virtuosités*[234] ».

---

[234] P. 172, in Sloterdijk Peter. *Écumes. Sphères III.* (*Schäume. Spharen III 2003.* Traduction d'Olivier Mannoni) Maren Sell 2005, 800 p.

« *L'immunité du Nous constitue un phénomène plus profond que l'immunité du Moi. En un temps où l'on ne jure que par les particules élémentaires et les individus, pareille affirmation ne va pas de soi.* [...] *Dans la mesure où le système immunitaire somatique incarne un mécanisme de défense antimicrobien, celui-ci et son détenteur, l'individu, prennent "part" à une défensivité innocente qui n'est plus touchée par la critique de l'égoïsme menée par l'éthique de la globalité.* [...] *La contestation de la globalisation est aussi la globalisation elle même – elle fait partie de la réaction immunitaire et indispensable des organes locaux aux infections provoquées par l'agrandissement du format du monde.* [...] *Nous vivons aujourd'hui la mutation, vraisemblablement irréversible, de collectifs de sécurité politiques en groupe dotés de designs immunitaires individualistes.* [...] *Cette tendance s'exprime avec le plus de clarté de pursuit of happiness fonde nominalement le "contrat social" depuis la déclaration d'Indépendance. Les effets centrifuges de l'orientation sur le bonheur de l'individu ont été jusqu'ici compensés efficacement par des énergies, communautaristes et issues de la société civile.* [...] *Depuis les prémisses se sont inversées : dans aucun pays de la terre, dans aucune population, aucune culture, les gens ne pratiquent autant le souci de soi biologique, psychotechnique et religioïde, parallèlement à une abstinence croissante d'engagement politique.* [...] *L'axiome de l'ordre immunitaire individualiste s'étend comme une tache d'huile dans les populations composées d'individus auto-centrés*[235] ».

---

[235] P. 9-10, pp. 218-220, in Sloterdijk Peter. *Globes. Sphères II Globes.* (*Spären II Globen* 1999. Traduction d'Olivier Mannoni) Libella Maren Sell Meta-Editions 2010, 720 p.

« *Avec la thématisassion des systèmes immunitaires attachés à notre propre corps, la relation des individus éclairés avec les possibilités organiques d'un état de bonne santé ou la maladie se transforme fondamentalement.* […] *Beaucoup de biologistes décrivent le soi somatique comme un terrain assiégé et défendu avec un succès variable par des gardes-frontières spécifiques du corps. Cette terminologie de faucons s'oppose à une fraction biologique des colombes, qui décrivent une image beaucoup plus complexe des véritables processus d'immunité.* […] *Le Soi et l'Étranger sont si étroitement imbriqués dans les strates profondes que l'on obtient plutôt des effets contre-productifs en utilisant des stratégies primitives de démarcation* […]. *Ce n'est pas seulement par leur complexité que les systèmes immunitaires émergés troublent l'existence de sécurité de leurs détenteurs ; ils déconcertent plus encore par leur paradoxe immanent : leurs succès, lorsqu'ils sont trop radicaux, se reversent pour devenir des motifs de maladie d'un type spécifique* […]. *Ce n'est pas un hasard si l'on voit se dessiner dans les interprétations récentes du phénomène de l'immunité une tendance à attribuer à la présence de l'Étranger au cœur du spécifique un rôle beaucoup plus important qu'on ne le prévoyait dans les conceptions identitaires traditionnelles, celles d'un Soi constitué en organisme et fermé de manière monolithique.*[…] *Il ne faut cependant pas négliger le fait que l'idée d'âme du monde, de par son approche éthique, constituait aussi le contraire exact d'un système immunitaire individuel : dans le régime métaphysique on soumet des individus à une instruction holistique qui les incite à sacrifier leur individualisme et à se soumettre à l'administration du plan d'ensemble : ici, le seul restant, c'est le rapport au tout et le fait de convaincre l'individu de se dévouer à l'englobant*[236] ».

Avec sa conception des sphères et des bulles Peter Sloterdijk décrit sous un aspect général, dépassant l'anatomie et la physiologie du corps, la démorésilience. Les sphères sont l'élément de résistance dans le concept de Sloterdijk. Pour lui, produire son immunité, c'est se protéger de son environnement en générant des « sphères immunitaires ». Nous pouvons alors dire que la vaccination, utilisation rationnelle et culturelle d'un système naturel, la vaccination est une sphère immunitaire protégeant de l'environnement microbien néfaste (poliomyélite, rougeole, grippe etc.).

Ainsi aux trois systèmes immunitaires proposés par Sloterdijk nous pouvons inclure chacun des éléments de la démorésilience. Au premier niveau, strictement biologique de Peter Sloterdijk, celui des bulles de protection correspond l'immunité naturelle, biologique. Le deuxième degré de protection, celui des sphères, immunologique et social s'harmonise avec la démorésilience culturelle, celle de la vaccination par exemple. Le troisième degré, celui pour Sloterdijk des pratiques psycho-immunitaires est celui du vécu par le groupe humain, la société, du combat culturel, médical, scientifique opposé au fléau épidémique. En cela les conceptions de Sloterdijk peuvent s'accorder avec ce nous propose Jacques Derrida au sujet de l'immunité et de « l'hospitalité ». Jacques Derrida nous explique que notre relation avec les microbes pathogènes n'est pas de l'hospitalité, l'hospitalité telle que la conçoit

[236] P. 172-176, p. 213, in Sloterdijk Peter. *Écumes. Sphères III.* (*Schäume. Spharen III* 2003. Traduction d'Olivier Mannoni) Maren Sell 2005, 800 p.

Derrida est notre relation symbiotique avec des microorganismes habituellement utiles :

« *Dans la mesure où le système immunitaire somatique incarne un mécanisme de défense antimicrobien, celui-ci et son détenteur, l'individu, prennent "part" à une défensivité innocente qui n'est plus touchée par la critique de l'égoïsme menée par l'éthique de la globalité.*[…] *On offre l'hospitalité à la condition que l'autre observe nos règles, nos normes de vie, voire notre langue, notre culture, notre système politique, etc. C'est là le sens courant et la pratique commune de l'hospitalité, celle qui donne lieu, sous condition, à des usages réglés, à des lois, à des conventions nationales et internationales, voire, comme le dit Kant dans un texte célèbre « cosmopolitiques ». Mais hospitalité pure ou inconditionnelle ne consiste pas en une telle invitation (« je t'invite, je t'accueille chez moi à la condition que tu t'adaptes aux lois et normes sur mon territoire* […]*). L'hospitalité pure et inconditionnelle, l'hospitalité elle-même s'ouvre, elle est d'avance ouverte à quiconque n'est ni attendu ni invité, à quiconque arrive en visiteur absolument étranger, en arrivant non identifiable et imprévisible, tout autre. Appelons cela hospitalité de visitation et non d'invitation. La visite peut-être dangereuse, il ne faut pas se le dissimuler ; mais une hospitalité sans risque, une hospitalité garantie par une assurance, une hospitalité protégée par un système d'immunité contre le tout autre, est-ce une vraie hospitalité ? Il est vrai, une fois de plus, que la levée de l'immunité qui me protège de l'autre, cela peut être un risque de mort*[237] ».

---

[237] Pp. 187-188, in Derrida Jacques, Habermas Jurgen. *Le "concept" du 11 septembre. Dialogues à New York (octobre-décembre 2001)* avec Giovanna Borradori. Galilée 2004, 244 p. Derrida Jacques (1930-2004) est né sur les hauteurs d'Alger, le philosophe de la

Nous pouvons assimiler l'hospitalité de visitation de Derrida à la situation connue lors d'une infection, infection épidémique s'il y a lieu, qui en cas de levée de l'immunité (comme durant le sida) est synonyme de risque de mort. L'immunité de la démorésilience est compatible avec « l'hospitalité de visitation » qui est connue avec les microbes symbiotiques.

Tout n'est pas simple en philosophie et Roberto Esposito, un philosophe ayant réfléchi à la morale et à la politique, association souvent oxymorique, pense la communauté opposée à l'immunité. Ceci ne s'accorde pas avec l'immunité des populations avec la démorésilience dont les effets salvateurs pour les communautés sont reconnus. Roberto Esposito dit :

« *…La communitas est l'ensemble des personnes unies non pas par une "propriété" mais très exactement par un devoir ou par une dette ; non pas par un "plus", mais par un "moins", par un manque, par une limite prenant la forme d'une charge, voire d'une modalité défective, pour celui qui en est "affecté" à la différence de celui qui en est "exempt" ou "exempté". Ici prend corps la dernière association des contraires* […] *à savoir celle qui oppose communitas et immunitas. Si l'on dit qu'est communis celui qui est tenu de remplir un office – ou de prodiguer une grâce –, à l'inverse, et peut par conséquent demeurer ingratus* […]. *Tandis que la communitas est liée au sacrifice de la compensatio*[238]*, l'immunitas implique le bénéfice de la dispensatio.* […] *L'"immun" n'est pas*

---

déconstruction enseigna à l'École Normale Supérieure et à l'École des hautes Études en Sciences Sociales. D'origine juive il fut déchu de sa nationalité française durant l'occupation et la retrouve à la libération. Il est un des cofondateurs du Collège International de Philosophie. Jacques Derrida est décédé en 2003 d'un cancer. *Le concept du 11 septembre* est un dialogue philosophique avec Jürgen Habermas.

[238] Du latin *compensatio* : échange.

simplement différent du « commun », il en est le contraire. De la même façon, le projet « immunitaire » de la modernité ne se retourne pas seulement contre les munera (charges) spécifiques qui pesaient sur les hommes [...] *mais aussi contre la loi même de leur vie en société, de leur association*[239] ».

Les règles immunitaires très développées de nos sociétés se retournent-elles contre elles-mêmes ? Cela est peut-être possible selon le philosophe transalpin dans le domaine social mais ne tient pas dans la lutte contre les épidémies.

[239] P. 19 & p. 27, in Esposito Robert. *Communitas. Origine et destin de la communauté.* (*Communitas : origine e destino della comunità* 1998. Traduction de Nadine Le Lirzin). Presses Universitaires de France 2000, 166 p.

Les boucs émissaires

Selon la Bible (*Lévitique 16*), les boucs émissaires destinés à Azazel le démon du désert étaient chassés sur une terre désolée. Les souffre-douleurs de la croyance religieuse étaient censés emporter avec eux les péchés d'Israël. L'expression a pris par la suite une signification qui nous intéresse davantage. Elle désigne une personne ou un groupe de personnes accusées injustement et délibérément d'un dommage dont elles sont innocentes, souvent pour masquer les vraies responsabilités et protéger les vrais auteurs trop puissants. Toujours les boucs émissaires sont minoritaires et les persécuteurs majoritaires. Le mécanisme de production du bouc émissaire a été particulièrement étudié et mis en avant par le philosophe René Girard[240] qui y voit un processus essentiel, sinon le seul, de formation des mythes de communautés humaines soudées et dynamiques. Le processus le plus complet et le plus typique suppose une situation de crise qui menace gravement une communauté humaine. L'exemple littéraire le plus connu est sans doute l'âne des *Animaux malades de la peste* de Jean de La Fontaine. Et de fait, les épidémies de peste ont souvent suscité la mise en cause de boucs émissaires dont les juifs en particulier et les lépreux. Dans leurs efforts désespérés pour trouver un remède à la crise, les hommes en viennent à chercher frénétiquement un coupable ou une victime expiatoire.

La définition de bouc émissaire s'accorde effectivement avec la notion de « *transfert du mal à des personnes ou des objets* », ainsi que l'a proposé James

---

[240] Girard René. *Le bouc émissaire*. Grasset 1982, 313 p.

George Frazer[241]. Lors des épidémies de peste, les docteurs, la foule, l'Église proposèrent des explications et à défaut désignèrent des coupables. Après tout le bouc émissaire était d'essence religieuse :

« *Une des allusions bibliques les plus employées, parce que, hélas ! elle correspond à un phénomène social des plus répandus. Il y a plusieurs espèces de boucs émissaires. La situation de base est celle d'une communauté coupable dans sa totalité et qui, pour ne pas porter sa responsabilité, la délègue à un de ses membres qui paiera pour les autres. Mais cette culpabilité peut être réelle ou supposée. Dans la mentalité primitive, en effet, tout fléau est considéré comme une punition divine et suppose donc un péché commis par la communauté. C'est la situation des « animaux malades de la peste » de La Fontaine, où l'âne est désigné comme le bouc émissaire pour purifier la cour du lion. Dans ce cas, il n'y a manifestement pas de faute à expier, ou, si elle existe, elle n'a rien à voir avec l'apparition du fléau. Comment dès lors désigner le meilleur bouc émissaire ? Ce peut être le plus faible comme l'âne de La Fontaine ou le mousse du Petit Navire. Mais c'est encore mieux si l'on découvre un authentique criminel, même si sa faute n'a pas de rapport évident avec le mal encouru : Jonas sera jeté à la mer pour apaiser la tempête, parce qu'il a fui la face de Yavhé. Une simple tare physique ou morale, qui dénonce déjà un membre de la communauté comme mal aimé de Dieu, peut désigner sans grand risque d'erreur la victime idéale : les borgnes bossus, roux, gauchers et idiots de village en savent quelque chose. Très prisées également pour tenir ce rôle, les minorités ethniques ou sociales (Juifs, francs-maçons, homosexuels, travailleurs immigrés) : lors de la*

---

[241] Frazer George. *Le rameau d'or 4. Balder le magnifique*. Robert Laffont 1984, 698 p.

grande peste de 1349-1350, les Juifs furent les boucs émissaires de la France, où on les accusa en maintes villes d'avoir empoisonné les puits et les sources[242] ».

Désigner un homme en tant que bouc émissaire, cela revient à lui reprocher d'avoir failli, cela revient à s'en prendre à un individu non préparé au procès qu'on lui fait donc fragilisé par l'accusation infondée. Encore une fois, lors des épidémies, dans la majorité des cas, le bouc émissaire est autre, hétérodoxe, opposé, il est lépreux, Juif, Gitan, vagabond, prostituée, bossu, ou suspect de sorcellerie :

« *Que puis, rivieres et fonteinnes*

Qui estoient cleres et seinnes

En pluseurs lieus empoisonnerent,

Dont pluseurs leurs vies finerent ;

Car trestuit cil qui en usoient

Assez soudeinnement moroient.

Dont, certes, par dis fois cent mille

En morurent, qu'a champ, qu'a ville,

Einsois que fust aperceüe

Ceste mortel descouvenue. [...]

Mais cils qui haut siet et loing voit,

Qui tout gouverne et tout pourvoit,

Ceste traïson plus celer

Ne volt, eins la fist reveler

Et si generaument savoir

---

[242] Bologne Jean-Claude. *Les allusions bibliques*. Larousse. 1991, 288 p.

Qu'il perdirent corps et avoir.

Car tuit Juïf furent destruit,

Li uns pendus, li autres cuit,

L'autre noié, l'autre ot copée

La teste de hache ou d'espée[243] ».

Dans le texte de Guillaume de Machaut on accuse les Juifs, sans preuve, d'avoir empoisonné les rivières ; on s'en prend aux Juifs sans pitié. On les pend, on les « cuit », on les décapite. Lors de l'épidémie de peste noire leur sort fut encore pire :

« … *Un prêcheur légèrement vêtu d'une robe blanche haranguait une foule considérable rassemblée sur la parvis* […] *"la faucheuse est servante du diable", tellement heureuse d'emporter les âmes en enfer. Dieu la laisse faire pour nous montrer une nouvelle fois le bon chemin est en colère ! Car qu'avons nous fait depuis que notre seigneur a été crucifié ? Nous avons laissé les Juifs, ces ennemis de la vraie foi, s'incruster dans toutes nos villes, s'enrichir et devenir des personnes influentes. Dieu nous abandonne à la faucheuse qui est fille de Satan. À mort les juifs* […] *Les Juifs étaient poussés par une foule hystérique jusqu'à la place où des hommes armés de lances les obligeaient à se tasser sur le bûcher. Ceux qui refusaient étaient transpercés.* […] *Déjà les fagots crépitaient. Les flammes montaient dans le jour gris de*

---

[243] De Machaut Guillaume. *Le jugement du roi de Navarre. 1349*. Tome premier. Texte établi par Ernest Hœpffner. Librairie Firmin-Didot 1908.

l'hiver. La foule hurla sa joie lorsque les premiers cris stridents s'élevaient du tas informe des malheureux[244] ».

Hétérodoxes les bossus… ils payaient également pour une faute dont ils étaient innocents :

« *Comme il n'y avait plus de Juifs à brûler, les habitants trouvèrent d'autres victimes. Des groupes armés de bâtons s'étaient formés spontanément et fouillaient les jardins et les arr*ière-cours. […] *Les bossus ne portaient-ils pas la malédiction dans leur dos ?*[245] ».

Avec les Juifs et les bossus les lépreux étaient culpabilisés :

« *Toutes les nations et les sociétés primitives, et les sauvages aujourd'hui, considèrent l'infortuné, le malheureux comme un ennemi des dieux, soit à cause des vices et des délits dont il s'est rendu coupable, soit à cause des l'envie ou de quelque autre passion ou caprice qui poussait les divinités à haïr sa personne ou son engeance, etc.* […] *On fuyait donc le malheureux comme un coupable ; on lui refusait tout secours et toute compassion craignant par là de se rendre complice de la faute et de prendre part au châtiment. On doit rappeler ici l'infamie publique dont étaient frappés les lépreux chez les Hébreux et qui frappe encore, si je ne m'abuse chez les Indiens*[246] ».

---

[244] P. 116 & p. 122, in *La peste noire. La conjuration des Lys*. XO Éditions 2006, 339 p. De Gilbert Bordes. Né en 1948 en Corrèze, d'abord instituteur, il devint journaliste puis écrivain dit populaire. Gilbert Bordes appartient à l'École de Brive. Dans *La peste noire* il met en scène ses personnages durant la pandémie de peste noire, créatures cédant aux trahisons et conjurations.

[245] P. 92, in Bordes Gilbert. *La peste noire. Le Roi chiffonnier*. XO Éditions. 2006, 364 p.

[246] P. 1402, in *Zibaldone*. (*Zibaldone*, parution posthume en 1900. Traduction de Bertrand Schefer) Allia. 2003, 2396 p. De Giacomo Léopardi (1798-1837). Poète et philosophe italien. Il appartient à une famille noble. Handicapé par une gibbosité il est un écrivain

Le chien du lépreux de la vallée d'Aoste est tué également :

« *Malgré le soin que j'en avais, il s'échappait quelquefois et je n'avais jamais pensé que cela pût être nuisible à personne. Cependant quelques habitants de la ville s'en alarmèrent, et crurent qu'il pouvait porter parmi eux le germe de la maladie ; ils se déterminèrent à porter des plaintes au commandant, qui ordonna que mon chien fût tué sur-le-champ*[247] ».

Céline dans sa biographie de Semmelweis qui fut sa thèse de médecine raconte comment les médecins autrichiens rendaient les étudiants étrangers responsables des fièvres puerpérales qu'ils transmettaient eux même aux parturientes avec leurs mains souillées :

« *Klin, dont l'activité obstétricale s'entoure d'une réputation tragique dans l'Autriche toute entière, tente alors d'expliquer que ce sont les étudiants étrangers qui propagent la fièvre puerpérale*[248] ».

---

pessimiste. Il vit dans la maison familiale qu'il quitte à 22 ans. Désargenté il voyage malgré tout. Il travaille comme bibliothécaire à Rome puis retourne dans sa ville natale Recanati. Il fut un patriote italien et un des poètes les plus connus de son peuple. *Zibaldone* est un long ouvrage colligeant les pensées souvent pessimistes de Léopardi.

[247] P. 10, in Maistre (de) Xavier. *Le lépreux de la cité d'Aoste*. Reycend. 1830.

[248] P. 62, in *Semmelweis (1818-1865)*. Gallimard 1990, 132 p. De Louis-Ferdinand Céline (1894-1961), de son vrai nom Louis-Ferdinand Destouches, considéré comme un écrivain majeur utilisant un style proche de la langue parlée. Il fut un héros de la première guerre mondiale puis un collaborateur et un antisémite durant la seconde. Médecin, sa thèse est un travail littéraire. Il devient médecin de dispensaire. Son premier roman, Voyage au bout de la nuit est considéré comme exceptionnel. À la libération de la France il fuit à Sigmaringen puis au Danemark. Condamné, il est gracié en 1951 et décide de rentrer en France où il pratique la médecine et continue

De fait, pour les accouchées la mortalité dans les maternités était alors considérable durant le *post-partum.* La maladie dramatique était la conséquence d'infections streptococciques dues au non respect des règles d'hygiène par les médecins. La bactérie étant manu-portée pouvait facilement pénétrer dans l'utérus au cours des examens gynécologiques effectués durant la période du post-accouchement.

Frédérique Audoin-Rouzeau (alias Fred Vargas), une experte en épidémies de peste et en romans policiers précise dans un de ses ouvrages comment on « inventait » des coupables :

(C'est Marc, un protagoniste du roman policier qui parle) :

« *A chaque attaque de peste* [...] *la terreur était telle qu'on cherchait, hormis Dieu, les comètes et l'infection de l'air qu'on ne pouvait pas châtier, des responsables terrestres à punir. On cherchait les semeurs de peste. On accusait des types de répandre le fléau à l'aide d'onguents, de graisses et de préparations diverses qu'ils étalaient sur les sonnettes, les serrures, les rampes, les façades.* [...] *On a pendu des tas de gens. On les a appelés les semeurs, les graisseurs, les engraisseurs*[249] ».

---

d'écrire. *La vie et l'œuvre de Philippe Ignace Semmelweis* est le titre de la thèse du docteur Destouches. L'auteur y raconte comment le médecin hongrois pratiquent à Vienne a compris que les microbes des fièvres puerpérales étaient véhiculées par le personnel de l'hôpital ?

[249] P. 158, in *Pars vite et reviens tard.* Viviane Hamy 2001, 347 p. De Fred Vargas (Frédérique Audoin-Rouzeau) née en 1957. L'écrivaine fut d'abord archéo-zoologue avant de se consacrer à la rédaction de romans policiers dont le héros est le commissaire Adamsberg. *Pars vite et revient tard* est la recommandation qu'on donnait jadis à ceux qui risquaient d'approcher des pestiférés. Le roman policier met en scène le peste qui est l'arme des crimes.

La mythologie elle-même n'échappe pas aux références aux boucs émissaires, Œdipe qui débarrassa Thèbes du sphinx ne put en faire de même de la peste. Banni de la cité il est contraint de fuir. Œdipe bouc émissaire n'est pas banni par la religion comme le bouc des Hébreux mais simplement par la loi de la cité.

Les boucs émissaires sont les victimes des peurs de la majorité. Gérard Fabre[250] en donne un exemple quasi caricatural. Entre 1580 et 1587, la région et la ville d'Aix-en-Provence sont dévastées par une épidémie de peste. Au terme du désastre contagieux il est instruit un procès collectif dont l'accusé le plus exposé est l'ermite Valério de Faynis de l'ordre de saint François connu en tant que guérisseur et « parfumeur ». Après avoir été un religieux respecté pour ses soins il est par rumeur changé en étranger (il est Milanais), espion et semeur de peste. En fait les motifs de la condamnation à mort sont nombreux :

« *Impostures, séduction de peuple, hypocrisie, scandale public, hérésie, apostasie, magie et autres impiétés, stupre, paillardise, abus et malversations au faict de la peste et entretenement d'icelle en plusieurs villes, lieux et infirmeries de ce pais de Provence* ».

Condamné à être brûlé vif celui que l'on considérait comme un saint homme avant de l'accuser d'être une canaille sera :

« *Livré ès mains de l'exécuteur de haute justice pour estre traîné sur une claye par tous les lieux et carrefours accoustumés de ceste ville d'aix, ayant la hart au col jusques à l'église St-Sauveur dudict aix, illec faire amende honorable teste et pieds nus tenans une torche ardente en ses mains demander pardon à dieu, au roy et à*

[250] Fabre Gérard. P. 85 in *Épidémies et contagions. L'imaginaire du mal en Occident*. Presses Universitaires de France 1998, 240 p.

justice, de là conduit en la place des Jacobins de ladicte ville et illec estre ars et bruslé et son corps mis en cendre ».

Même la compagne de Valério, Jeanne Arnaude considérée comme la « *putain de l'hermite* » est condamnée à être fouettée au sang puis bannie.

Si ce ne sont pas les Milanais, les lépreux ou les bossus, ce sont les « indigènes » qui, dans un contexte colonial sont frappés de l'opprobre. C'est ce que Sartre met en scène dans *Typhus*. Au cours d'une épidémie de typhus un Malais suspect, sans preuve, de contamination monte sur le toit d'un autobus d'où le dialogue :

« Le chauffeur s'adressant au Malais :

- *Est-ce que tu vas descendre ? Dis, est-ce que tu vas descendre ? Faut-il que je monte ?* […]

Un passager : - *Oui, oui, faites-le descendre ! Faites-le descendre !*

Une passagère : - *Faites-le descendre, il va nous contaminer !*

Cris dans l'autocar : - *Faites-le descendre !* […]

Une dame : - *Tous les indigènes sont malades... Ça n'est pas la peine de quitter la ville si c'est pour en emmener un avec nous.* […]

Un passager : - *Le typhus se propage par les poux, mademoiselle ; et cet indigène est sûrement plein de poux*[251] ».

---

[251] In *Typhus*. Gallimard 2007, 208 p. De Jean-Paul Sartre (1905-1980). Écrivain et philosophe, leader de l'existentialisme en France. Soutien le parti communiste français puis les mouvements gauchistes. Son œuvre philosophique a eu une grande influence sur son époque et

Des étrangers formant un ensemble identifiable dans une ville, dans un pays pouvaient être les victimes de présomptions :

« *Les gens s'insurgent. Les gens sont terrifiés. Tout le monde a peur pour ses enfants.* […] *Les conducteurs d'autobus de la ligne 8 et de la ligne 14 disent qu'ils refusent de traverser Weequahic si on ne leur donne pas des masques de protection.* […] *Les facteurs refusent de venir distribuer le courrier. Les chauffeurs de camion qui livrent les marchandises aux magasins, aux épiceries, ceux qui ravitaillent les stations-service, et ainsi de suite, refusent aux aussi de venir.* […] *Les antisémites disent que c'est parce que ce sont des Juifs que la polio s'y propage* […] *Le premier matin, ils s'étaient tous deux réveillés avec une forte fièvre et la nuque raide. Et le soir du deuxième jour, comme ils s'étaient mis à ressentir une faiblesse extrême dans les bras et dans les jambes, et à avoir du mal à respirer, il avait fallu les transporter d'urgence en ambulance à l'hôpital.* […]. *En l'espace de quarante-huit heures, il eut onze cas supplémentaires et, même si aucun des malades n'avait été présent sur le terrain de ce jour-là, la rumeur se répandit dans le quartier que la maladie avait été propagée dans le Weequahic*[252] *par les Italiens.* […] *Dehors les gens allumaient des bougies à la citronnelle et vaporisaient de l'insecticide Flit pour tenir à distance les moustiques et les mouches dont on savait qu'ils avaient été porteurs de la malaria, de la fièvre jaune et de la typhoïde, et dont*

continue d'en avoir. Sartre eut une longue relation avec Simone de Beauvoir et un commerce intellectuel souvent conflictuel avec Raymond Aron et Albert Camus. *Typhus* est le scénario d'un film qui ne fut jamais tourné sinon plus tard, en 1953, dans une version modifiée par Yves Allégret sous le titre *Les orgueilleux*.

[252] Weequahic est un quartier en périphérie de la ville de Newark dans le New Jersey.

beaucoup croyaient, à commencer par Drummond, le maire de Newark, qui avait lancé dans toute la ville une campagne «Tapez sur les mouches», qu'ils étaient les vecteurs de la polio. Quand une mouche ou un moustique parvenait à pénétrer dans la maison en traversant la moustiquaire ou par une porte ouverte, on poursuivait obstinément l'insecte avec une tapette, de peur qu'en se posant avec ses pattes chargées de microbes sur un des enfants endormis dans la maison il ne lui transmette la polio. Étant donné que personne à l'époque ne connaissait la source de la contagion, on pouvait soupçonner à peu près n'importe quoi, y compris les chats de gouttière qui envahissaient les boîtes à ordures dans nos arrière-cours et les chiens errants qui se glissaient, affamés, autour des maisons et déféquaient sur le trottoir et dans la rue, et les pigeons qui roucoulaient sous les toitures et salissaient les marches de leur fiente blanchâtre[253] ».

Beaucoup plus proche de nous, le sida, connut (et connaît encore) ses boucs émissaires. Cela n'a rien d'étonnant car la pérennité du phénomène du bouc émissaire est connue. Ainsi Gaëtan D, le « patient O » qui fut considéré aux États-Unis comme l'homosexuel ayant apporté le virus de l'immunodéficience humaine en Amérique du Nord. Gaétan D mourut du sida en mars 1984. On lui reprocha d'avoir contaminé 250 homosexuels, qu'il « rencontrait » annuellement. Tous les homosexuels

---

[253] In *Némésis* (*Nemesis* 2010. Traduction de Marie-Claire Pasquier). Gallimard 2010, 272 p. De Philip Roth. Écrivain américain né en 1933 appartient à une famille d'origine juive. Il passe son enfance à Newark dans le quartier juif de la ville. Certains de ses livres moquent la classe moyenne judéo-américaine. Il partage ensuite sa vie entre les États Unis et Londres et publie des livres à succès dont Le théâtre de Sabbath. *Némésis* est l'histoire d'un athlète juif américain de Newark qui est réformé en raison de sa myopie. Néanmoins il se dévoue pour les jeunes d'un gymnase. Plus tard, atteint de la poliomyélite il réalisera qu'il a été un vecteur de contagion.

furent mis à l'index, on qualifia le sarcome de Kaposi de « gay-cancer ». Les homos eurent leur épidémie et leur tumeur. Semblablement on accusa les toxicomanes qui, marginaux parmi les marginaux, délinquants parfois, ne se constituèrent jamais en groupe de pression. En France, la contamination d'hémophiles et de transfusés par des produits sanguins a jeté le discrédit, c'est un euphémisme, sur les politiques et leurs factotums ministériels. Même si nous analysons le drame en considérant que :

« *L'inculpation de trois personnalités politiques répond au refus de la société d'assumer la responsabilité de la médecine*[254] ».

Le rejet des institutions par l'opinion publique fut une réalité.

Ainsi le sida a également généré la création de boucs émissaires. Quand on connaît l'histoire du sida à ses débuts telle qu'elle fut rapportée par les médias, il n'est pas tout à fait étonnant que les a priori concernaient le monde artistique :

« *Figurez-vous qu'il n'a pas voulu aller au théâtre hier soir. J'avais obtenu à grand-peine des places pour le dernier Duras. Tu te rends compte ! Une superpièce. Duras, ce n'est pas ton beau style d'accord, mais enfin, de temps à autre, il faut se montrer moderne ! Eh bien ! Poursuivit-elle sans remarquer la grimace de Bernard, il a refusé de venir, parce que c'étaient des places au premier rang. Il s'imagine qu'on attrape ça par les postillons des acteurs*[255] ».

---

[254] Miller G. *Le sida, la médecine et l'opinion*. La Recherche. 1995 ; 272 : 92-4.
[255] P. 8, in Fernandez Dominique. *La gloire du paria*. Grasset 1987, 250 p.

Les acteurs suspectés d'homosexualité n'étaient pas les seuls visés par l'ostracisme, on suspectait également bien entendu les homosexuels connus :

« ... *dans le crâne du boucher, homosexuel est devenu synonyme d'infecté par le sida*[256] ».

On avait connu le même phénomène pour une autre maladie sexuellement transmissible, la syphilis :

« *Il demanda (à propos de la syphilis) s'il s'agissait du mal écossais. Certains l'appellent aussi* «*le mal indien*», *répondit le docteur Milroy. D'autres parlent du* «*mal de la Baie Saint-Paul*», *ou du mal* «*mal de la Baie*». *C'est la même chose, les maladies honteuses viennent toujours d'ailleurs*[257] ».

Même à l'hôpital, on comprend un peu pourquoi, les malades porteurs du virus de l'immunodéficience sont « marqués », tagués comme on le dit actuellement :

« *Sur la porte de la chambre 1326, il y a une pancarte avec la mention, précaution pour le sang et les liquides biologiques. La pancarte est rouge sombre. Elle signale le mal en cours. Tout le monde met des gants pour s'approcher de moi, c'est normal, terrifiant, cela désigne, cela campe, cela parque*[258] ».

---

[256] Ibid, p. 10.

[257] P. 122, in Ouellette-Michalska Madeleine. *L'été de l'île de Grâce*. Québec/Amérique 1995, 360 p. Le roman concerne l'épidémie de typhus qui, durant l'été 1847, provoqua la mort de milliers d'émigrants irlandais. Plus précisément le roman suite le cours de l'épidémie entre le premier mai et le premier novembre 1847. Durant cette période le docteur James Milroy aidé de quelques collaborateurs officie dans la station de quarantaine de l'île de Grâce, station crée en 1832 en raison d'une épidémie de choléra.

[258] P. 54, in Navarre Yves. *Ce sont amis que vent emporte*. H & O éditions 2009, 157 p.

Le bouc émissaire peut-il avoir les dimensions d'un continent ? C'est ce que pensent beaucoup d'Africains qui considèrent que situer l'émergence du sida sur le continent noir est non seulement une attitude racisme mais qu'elle fait jouer aux Africains le rôle de boucs émissaires.

La contagion, la peur, la fuite

La contagion

La contagion a déjà été mentionnée dans de nombreuses lignes qui précèdent, explicitement ou implicitement la contagion est évoquée par Delumeau, Huysmans, Chateaubriand, Charland, Roth etc. mais aussi tacitement par Thucydide. La contagion fut d'abord expliquée, compte tenu des connaissances du moment, par Marsilo Ficino (1433-1499), un philosophe de la Renaissance :

« *La contagion se fait par des particules qui ne tombent pas sous nos sens*[259] ».

Contagion vient du latin *contagio*, de *tangere* toucher et c'est Fracastor qui en 1530 a créé le concept de *contagium vivum*, c'est-à-dire de transmission d'une maladie par un agent vivant et invisible. Girolamo Fracastor publia à cette occasion un ouvrage auquel il doit une grande part de sa célébrité : *Syphilis sive morbus gallicus*. Il s'agissait d'un long poème chantant les mésaventures du berger Syphilus puni d'avoir offensé le dieu soleil. Syphilus est châtié par un mal vénérien que les gens de la contrée nommèrent syphilis. Fracastor nomma

---

[259] Ficino Marsilio. *Concilio contro la pestilenza*, Florentiae, apud Sanctum Jacobum de Ripolis, 1481, a cura di E. Musacchio, Bologna, 1983, p. 58. Viallon-Schoneveld M., « *Et Venise inventa le Lazaret ou les lois sanitaires contre la peste* », *in Actes du IX*e *colloque du Puy-en-Vellay*, « *Médecins et médecine au XVI*e *siècle* », Saint-Étienne, Publications de l'Université de Saint-Étienne, 2002, p. 210. Marsilio Ficino (Marsile Ficin) fut un éminent poète et philosophe de la renaissance italienne.

ainsi le *morbus Gallicus* (mal français pour les Italiens), la vérole que les Français nommèrent mal de Naples[260].

Ce qui donc est remarquable à propos de contagion c'est que depuis fort longtemps, bien avant la découverte du premier microbe, des hommes ont appréhendé, au moins grossièrement, le phénomène de contagion, donc par là, d'adaptation du microbe passant d'homme à homme, voire de l'animal à l'homme. Pour mieux comprendre cette ancienneté, lisons Aristote qui possédait une conception personnelle de la transmission des maladies et proposait un schéma de leur propagation[261] :

« *Pourquoi donc la pestilence est-elle la seule maladie qui frappe plus spécialement ceux qui s'approchent des malades pour les soigner ? Est-ce parce que c'est la seule maladie qui soit commune à tous sans exception, et qu'en conséquence elle propage l'infection à tous ceux qui se trouvent en état déficient ? En effet, en raison de l'accumulation de chaleur que la maladie produit chez eux qu'ils soignent, ils sont rapidement atteints par le fléau en question.* [...] *Pourquoi, dans certaines maladies, ceux qui s'approchent tombent-ils malades, et pourquoi personne ne guérit-il par contact avec la santé ? Est-ce parce que la maladie est un mouvement, la santé un état de repos ? La première nous remue, la seconde, non. Où est-ce parce que l'une se contracte involontairement et que l'autre est volontaire ?* [...] *Pourquoi en cas de phtisie, d'ophtalmie ou de gale contracte-t-on la maladie par contact, ce qui n'arrive pas avec l'hydropisie, les fièvres, l'apoplexie, pas plus qu'avec les autres affections ?* ».

---

[260] P. 52, in Quétel Claude. *Le mal de Naples. Histoire de la syphilis*. Seghers 1986, 348 p.
[261] P. 124 4 et 127 8, in Aristote. *Problèmes. Sections I-X.* (Traduction Pierre Louis) Les Belles Lettres 2002, 216 p.

Plus tard la contagion avait été expliquée, nous l'avons noté plus haut, par Marsilio Ficino.

La contagion fut racontée par Boccace qui bien entendu ne savait rien de comment on était contaminé par un malade atteint de la peste :

« *Le fléau dont je parle se transmettait de l'un à l'autre avec autant de force et de naturel que non seulement l'infection jouait d'homme à homme, mais qu'il se produisait un phénomène bien plus surprenant et maintes fois constaté : un objet qui appartenait à un malade ou à une victime de la peste était-il touché par un être... Non seulement cette créature était frappée, mais elle mourrait à bref délai*[262] ».

Céline a, nous l'avons déjà signalé, raconté la contagion dans sa thèse consacrée à la biographie et ainsi à la remarquable découverte de Semmelweis :

« *Cette fatalité lugubre qui règne chez Klin* (un accoucheur viennois) *l'entoure désormais. Elle écrase les hommes, les femmes et les choses qui s'agitent dans ce périmètre* [...] *À force, elle paraissait dans l'ordre de ces catastrophes cosmiques, inévitables...* [...] *pendant la recrudescence puerpérale de 1842 chez Klin, 27 p.100 des accouchées succombèrent an août, 20 p.100 en octobre de la même année et on atteignit la même moyenne de 33 décès sur 100 accouchements dans le mois de décembre*[263] ».

Giono décrit comment on pouvait être atteint du choléra en consommant un légume cru contaminé :

---

[262] Boccace. *Décaméron.* (Traduction Christian Bec) Lire de Poche 1994, 894 p.
[263] Céline Louis-Ferdinand. *Semmelweis (1818-1865).* Gallimard 1990, 132 p.

« *La femme avait des melons. Angelo en mangea trois. Il donna les écorces au cheval. La femme avait aussi des tomates ; mais elle dit que ces légumes donnent la fièvre ; qu'on ne peut les manger que cuits. Angelo mordit violemment dans une tomate crue.* [...] *Sa soif commençait à s'apaiser un peu.* [...] *La femme dit que c'était avec ces bravades de ce genre que son mari s'était rendu malade et qu'il battait la fièvre depuis hier*[264] ».

Contagion du choléra qui pour Eugène Sue se déplace à la vitesse d'un homme qui marche et qui contamine, allusion à peine voilée à son *Juif errant* :

« *Rien de plus étrange, en effet, que de suivre sur les cartes dressées à cette époque l'allure lente, progressive de ce fléau voyageur, qui offre à l'œil étonné tous les caprices, tous les incidents de la marche d'un homme passant par ici plutôt que par là... choisissant des provinces dans un pays... des villes dans les provinces... un quartier dans une ville... une rue dans un quartier... une maison dans une rue... même ses lieux de séjour et de repos, puis continuant sa marche lente, mystérieuse et terrible*[265] ».

La contagion de la lèpre demeura longtemps inexpliquée, la maladie paraissait peu contagieuse :

« *Si la contamination familiale de la tuberculose est un fait courant, la lèpre par contre se transmet rarement*[266] ».

Par crainte on prenait néanmoins des précautions, on évitait tout contact avec un malade :

---

[264] P. 26, in Giono Jean. *Le hussard sur le toit*. Gallimard 1951, 398 p.
[265] Sue Eugène. *Le juif errant*. Robert Laffont 1983, 1114 p.
[266] Decourt Philippe. *La psychologie du lépreux et le problème de la lèpre à Paris* 1928, 75 p.

« *Elle ressentait le besoin pressant de les toucher, de les étouffer sous ses baisers, de sentir leurs larmes brûlantes sur la peau, d'apaiser leurs corps tremblants (de ses enfants). Mais elle ne pouvait rien faire de tout cela. Pas sans courir le risque de les exposer à la maladie*[267] ».

Paradoxalement, durant cette affection, les contacts intimes entre sujet sain et malade n'étaient pas obligatoirement suivis de contamination du premier :

« *La maladie de Hansen (c'était la lèpre en style consolant, à ce qu'il parut à Costals), je ne veux pas dire qu'elle ne soit pas grave, puisqu'on en meurt. Mais enfin ce n'est pas tout à fait ce que le monde croit. D'abord l'incubation est lente : elle peut durer huit à dix ans. Et l'évolution elle aussi est lente ; la maladie peut être sinon guérie, du moins améliorée* [...] *Il y a des poussées entrecoupées de rémissions très longues. [...] Enfin, c'est surtout là-dessus que j'attire votre attention, la contagion n'est pas du tout ce qu'on pense. Moins fatale que celle de la tuberculose, puisqu'elle ne se prend pas au vol.* [...] *s'il avait attrapé le mal* (après une relation sexuelle avec la lépreuse), *eh bien, malgré tout, cette heure de plaisir tendre, il ne la regrettait pas. Et que l'horreur du mal serait atténuée pour lui, parce qu'il lui viendrait d'elle. Il pensait : « Ah ! qu'elle me donne la lèpre ! » comme une femme pense de l'homme qu'elle aime : « Ah ! qu'il me donne un enfant »*[268] ».

Il en était tout autrement pour la manière dont étaient perçus les risques typhiques :

---

[267] Hislop Victoria. *L'Île des oubliés*. (*The Island 2005*. Traduction d'Alice Delarbre) Les Escales. 2013, 528 p.

[268] Montherlant (de) Henry. *Les jeunes filles. Les lépreuses*. Gallimard 1939, 247 p.

« *Mais les vaisseaux restaient des nids de contagion même si l'on s'empressait de brûler les effets personnels des victimes et de désinfecter la place qu'ils avaient occupée. Aucune mesure d'assainissement n'apportait les résultats escomptés*[269] ».

Quand à la variole, la crainte de la contagion épouvantait :

« *Deux frères chargés d'un brancard traversaient le hameau presque tous les jours pour y déposer leur fardeau. Ils soignaient les gisants et leur apportaient à manger. Aux mourants, ils donnaient l'hostie à l'aide d'une longue pince afin de ne pas être contaminés.* [...] *Trop souvent une charrette passait sur le chemin de Maroie. Elle était tirée par un bœuf portant une cloche au cou. Elle s'arrêtait devant la cabane des moribonds où deux hommes, le visage et les mains protégés par des chiffons, jetaient sur le macabre convoi des corps sans vie qui attendaient sur le bord du chemin. Puis elle partait vers le charnier*[270] ».

La contagion tuberculeuse fut longtemps consécutive à la promiscuité, aux mauvaises conditions d'hygiène et bien entendu à un porteur ou une porteuse du bacille de Koch :

« *Le cas de madame Kristensen fut encore plus désespéré car la tuberculose produisit une véritable hécatombe familiale*[271] ».

---

[269] Ouellette-Michalska Madeleine. *L'été de l'île de Grâce*. Québec/Amérique 1995, 360 p.

[270] Pirart Françoise. *La croix de Saint-Vairant*. Pré aux Sources/B.Gilson 1992, 189 p.

[271] P. 15 in Vecchio Diego. *Microbes* (*Microbios* Traduction de l'Argentin par Denis Amutio). L'Arbre Vengeur. 2010, 203 p.

L'auteur nous explique en détail comment la mère décrite dans la nouvelle *La dame de Quintes* a contaminé et ainsi entraîné le décès de ses quatre enfants :

« *La tuberculose se contracte essentiellement par les fines particules de salive, riche en germes, appelées aussi gouttes de Flügge, que les tuberculeux projettent lorsqu'ils toussent, éternuent, parlent. La mère tuberculeuse qui lit un conte à son fils, même si ce conte s'avère efficace contre la scarlatine, représente une voie royale de transmission*[272] ».

Pour ce qui est du sida au tout début, période de grande transmission du fléau, on ignorait tout de la maladie :

« *Je ne sais pas exactement comment je l'ai attrapé. J'ai couché avec des centaines de mecs quand j'habitais New York ; Et pourquoi pas, après tout ? J'étais jeune, gay et libre* […] *Le plaisir était ma seule récompense. En 1978, le sexe, c'était l'amour et la liberté*[273] ».

La peur

Les épidémies et leurs risques de contagion ont de tous temps généré la peur c'est-à-dire un sentiment de forte inquiétude, un sentiment d'alarme en présence ou à la pensée du danger, de la menace du mal transmissible. Il s'agit donc d'un état de crainte, de frayeur dans une situation précise. Durant une épidémie on a peur de la

[272] Ibid, p. 15.
[273] Tulchinsky Karen X. *À l'origine*. (*Love Ruins Everything* 1998. Traduction de Cécile Dumas). KTM éditions 2004, 278 p.

contagion et la peur est contagieuse. Par exemple la recommandation la plus constante au cours de la peste était de fuir. La peur au cours de la peste, peur de la contagion fut telle que la conduite se résumait en trois mots : chacun pour soi, mais ce chacun pour soi abouti à une crainte générale, une peur globale résultat des craintes individuelles qu'on ne parvient pas à maîtriser comme dans le cas de la lèpre :

« *C'est un lépreux ! Tous s'étaient reculés vers la porte, laissant dans un demi-cercle la force hideuse d'épouvante. Tous étaient sans parole, terrifiés par le spectre du fléau redouté, incarné maintenant par cet homme. Défiguré par l'horreur qu'il sentait brusquement en lui, le lépreux n'avait plus rien d'humain. Il était là comme un centre de répulsion et le cercle autour de lui s'élargissait*[274] ».

« *La maladie qui, apparemment avait forcé les habitants à une solidarité d'assiégés, brisait en même temps les associations traditionnelles et renvoyait les individus à leur solitude.* [...] *On s'aperçoit que personne n'est capable réellement de penser à personne, fut-ce dans le pire des malheurs*[275] ».

On craignait les lépreux d'autant plus que la maladie frappait presque régulièrement la face ; à la crainte de la contagion s'associait souvent, nous l'avons souligné, un effroi mêlé de dégoût. Pourtant, dans le cas de la lèpre comme celui d'autres épidémies, la frayeur ne se justifie pas toujours :

---

[274] P. 123, in Monfreid (de) Henry. *Le lépreux*. Grasset 1935, 276 p.
[275] P. 158 & p. 218, in Camus Albert. *La peste*. Gallimard 1963, 248 p.

(Costals s'adresse à Solange) :

« - *Savez-vous ce que c'est que la maladie de Hansen ?*

- *Non.*

- *Savez-vous ce que c'est qu'être ladre ?*

- *Ladre ? Je ne sais pas... C'est être grigou... Qu'est-ce que...*

- *Savez-vous ce que c'est que la lèpre ?*

Comme au contact d'un courant électrique, elle retira sa main du bras de Costals. Quoi qu'il advint par la suite, rien ne pouvait faire qu'elle n'eût pas retiré sa main.

- *Mais vous n'avez pas... !*

- *Si. Du moins, très probablement.*

- *Mais non ! Ce n'est pas possible !* [...]

-- *Vous ne savez pas ce que c'est. On se fait des idées. Il y a trois cent lépreux dans Paris, dont vingt seulement sont hospitalisés, et dans la salle commune, encore. Les autres se promènent la canne à la main. Peut-être le garçon qui vous a servi... Il y a des femmes qui ont vécu trente ans avec un mari lépreux et n'ont pas été contaminées*[276] ».

La fuite

On avait peur, on fuyait, la fuite au cours de la peste était une attitude finalement banale :

---

[276] P. 172, in Montherlant (de) Henry. *Les jeunes filles. Les lépreuses*. Gallimard 1939, 247 p.

« *La peste, bien sûr ! Voilà deux mois qu'elle joue au chat et à la souris, tuant en une nuit deux cents personnes puis s'apaisant, au point qu'on la croit partie, alors elle revient, choisit ses victimes.* [...] *Il ne reste que les miséreux dans la ville. Les gens de qualité ont fui à la campagne...* [...] *Les médecins refusaient d'assister les malades ; un édit les obligea à faire sous peine d'emprisonnement. On les voyait circuler dans la rue, vêtus d'une longue robe noire, d'un capuchon qui ne laissait que deux trous pour les yeux. Dans un cornet de cuir qui ressemblait à un énorme bec d'oiseau, ils entassaient les herbes et les sels censés les protéger*[277] ».

On a peur, on fuit, même des médecins désertent les lieux du désastre afin d'éviter la contamination :

« *Tout avait fui, même les médecins ; l'évêque, M. de Belsunce, écrivait : " On devrait abolir les médecins, ou du moins nous en donner de plus habiles ou de moins peureux. J'ai eu bien de la peine à faire tirer cent cinquante cadavres à demi pourris qui étaient autour de ma maison*[278] *"* ».

Les autorités prennent des mesures drastiques pour arrêter la circulation donc la fuite responsable de la diffusion de la maladie :

« *Voici, selon un règlement de la fin du XVIIIe siècle, les mesures qu'il fallait prendre quand la peste se déclarait dans une ville. D'abord un strict quadrillage spatial : fermeture, bien entendu, de la ville et du "terroir", interdiction d'en sortir sous peine de la vie, mise à mort de tous les animaux errants* [...]. *Ne circulent que les*

---

[277] P. 115 & p. 230, in Bordes Gilbert. *La peste noire. La conjuration des Lys*. XO Éditions 2006, 339 p.

[278] Chateaubriand (de) François-René. *Mémoires d'outre-tombe.* Gallimard 2008, 1231 p.

intendants, les syndics, les soldats de la garde [...]. *L'inspection fonctionne sans cesse*[279] ».

Aussi :

« *Pratiquement tous les traités de peste citent le conseil : Cito, longe fugeas et tarde redeas. C'est-à-dire « Fuis vite, longtemps et reviens tard*[280] ».

On avait peur donc on abandonnait tout, on se sauvait ou on s'enfermait :

« *Le désastre avait jeté tant d'effroi dans le cœur des hommes et des femmes, que le frère abandonnait le frère, l'oncle le neveu, la sœur le frère, souvent même la femme le mari. Voici qui est plus fort et à peine croyable : les pères et les mères, comme si leurs enfants n'étaient plus à eux, évitaient d'aller les voir et de les aider*[281] ».

« *On fuyait donc le malheureux comme un coupable ; on lui refusait tout secours et toute compassion craignant par là de se rendre complice de la faute et de prendre part au châtiment. On doit rappeler ici l'infamie publique dont étaient frappés les lépreux chez les Hébreux et qui frappe encore, si je ne m'abuse chez les Indiens*[282] ».

« *La maladie infernale, monseigneur, la mal-mort ! En Avignon, on l'appelle la peste ! Elle me tient et pourtant j'ai marché très vite ! Des cadavres puants partout dans les rues ! On les ramasse par charrettes entières ! On meurt aussi à Auch où le sénéchal vient*

---

[279] P. 228 in Foucault Michel. *Histoire de la folie à l'âge classique.* Gallimard 1972, 583 p.

[280] P. 163 in Vargas Fred. (Frédérique Audoin-Rouzeau) *Pars vite et reviens tard.* Viviane Hamy 2001, 347 p.

[281] Boccace. *Décaméron.* (Traduction Christian Bec) Livre de Poche 1994, 894 p.

[282] Leopardi Giacomo. *Zibaldone.* (*Zibaldone*, parution posthume en 1900. Traduction de Bertrand Schefer) Allia 2003, 2396 p.

d'interdire la cité aux voyageurs. Partout, les châteaux, les villes fortes abaissent leurs herses. […] *Oui la peste qui tue sans rémission !* […] *Parfois elle sème des taches grises sur la peau, fait vomir du sang pourri et une bave verte, parfois les glandes des bras et du bas-ventre grossissent exagérément. Les deux manières tuent tout aussi vite, souvent en moins d'une journée, dans des douleurs infernales*[283] ».

On se procure n'importe quoi pour se soigner, mais avant tout on décampe :

« *Les apothicaires vendaient toutes sortes de poudres dans des petits sachets, pour boire en infusion, mettre dans la poche, suspendre autour du cou, mais il n'y avait qu'une poudre infaillible, tout le monde le savait, c'était la poudre d'escampette.* […] *Je suis un voyageur qui arrive de Paris et qui a eu un accident* […]. *Est-ce que la contagion est déjà par ici ? Après un autre silence, la même voix répondit, d'un ton radouci :*

- Oui. Il y a déjà beaucoup de morts. On nous a dit de rester chez nous et de n'ouvrir à personne. Nous ne tenons pas à faire entrer la maladie.

- Et à Nîmes, est-ce que vous savez ce qui s'est passé ? Les journaux...

- Nous ne savons pas ; nous ne savons rien. Qu'on nous laisse tranquille ». […]

- Mais où sont passés tous les gens ? La plupart des villages que j'ai traversés depuis hier sont déserts. Vous êtes la première personne à laquelle je parle, ou presque.

---

[283] P. 28 & p. 80, in Bordes Gilbert. *La peste noire. La conjuration des Lys*. XO Éditions 2006, 339 p.

- Il y en a beaucoup qui sont partis dans les bois. Les autres font comme nous[284] ».

On ferme les portes des villes, on se sauve :

« *Ce départ peu honorable n'en est pas moins compréhensible si l'on s'en réfère aux idées du temps sur la nature du fléau. Le 6 septembre, le fléau de Dieu qu'on nomme la peste tomba dans cette ville en la maison d'un cordonnier, écrit le témoin d'une peste en Avignon. Aucune thérapeutique, et donc aucun médecin, ne saurait en avoir raison. C'est un mal sans explication, et sans raisons particulières. Il sort de l'intérieur du corps social et ne peut que l'atteindre tout entier. De soi épidémique, il ressortit à une sorte de physique sociale et divine. Contre la peste (on en disait alors autant de la syphilis), il n'y a finalement rien à faire. On attend qu'elle se consume elle-même après avoir déployé tous ses effets. Il faut que le châtiment opère son travail. À peine peut-on clore les portes de la ville et fuir la cité en se couvrant la tête*[285] ».

Plus tard on observa un comportement identique lors de la survenue du sida :

« *Gérard (un infirmier), tout à l'heure, a encore refusé de poser le repas sur la table du 15. Il a entrouvert la porte et poussé du pied l'assiette dans la chambre.*

---

[284] P. 17 & p. 45, in Carrière Jean. *La caverne des pestiférés. 1. Lazare*. Jean-Jacques Pauvert 1978, 250 p.

[285] Pp. 31-32, in Certeau (de) Michel. *La possession de Loudun*. Gallimard 2005, 475 p. Michel de Certeau né en 1925 et mort en 1986 fut un érudit, jésuite et philosophe possédant une intelligence remarquable. Il a voyagé et étudié à Paris, en Europe, aux États-Unis. Sa démarche intellectuelle fut affectée par la religion et la psychanalyse. La possession de Loudun est un ouvrage retraçant comment en 1632 la possession des Ursulines de la ville de Loudun succède à la peste qui venait d'affecter durement la cité.

"C'est quand même pas un chien !" que je lui ai dit. [...] Quand je lis qu'en Allemagne on envisage de mettre en fiche les homosexuels, qu'en Australie les compagnies aériennes refusent de transporter des séropositifs, qu'à New York les maquilleurs de La Cage aux Folles ne veulent plus fréquenter les mêmes lavabos que les acteurs, qu'à Bruxelles la présidente de la chambre des mises en accusation a levé la séance pour ne pas siéger dans la salle où comparaissait un prévenu atteint du sida, qu'à Atlanta les fidèles de l'église épiscopale ont renoncé à boire le vin de la messe dans le même calice, je me dis qu'un vent de déraison et de folie souffle sur le monde[286] ».

« *Tendant l'oreille, il décida* (Mogbé) *d'en savoir plus. Une voix parlait sans arrêt ; c'était celle de la sœur cadette de Jérémie (ami de Mogbé) :*

- Pauvre Mogbé, Georges et Aubin ont dit que presque tout le monde à travers la ville sait maintenant qu'il est de retour et qu'il a le Sida.

Ce fut Jérémie qui lui répondit.

- C'est vraiment très malheureux... Il était mon meilleur ami, et je l'aimais beaucoup. Mogbé ne méritait sûrement pas cela.

- Dis, Jérémie, il pourrait venir te voir puisque vous étiez amis ; tu...

- Non, glapit l'ami de Mogbé en l'interrompant, non ! S'il vient ici, dites lui que je ne suis pas là, que

---

[286] Pp. 9-11, in Fernandez Dominique. *La gloire du paria.* Grasset 1987, 250 p.

personne ne sait où je suis allé, ni quand je reviendrai[287]*...* ».

Aux États Unis le sida provoqua des comportements frisant l'hystérie. Par crainte on s'en prit non seulement aux malades mais aussi à ceux qui les soignaient :

« *Spécialiste des maladies infectieuses, cette doctoresse traitait nombre de patients atteints du sida. Quelques années auparavant, devant l'importance que prenait sa clientèle, les voisins et son propriétaire avaient entrepris contre elle une action en justice visant à lui faire quitter l'immeuble, sous le prétexte que ses patients faisaient planer une « menace de mort » sur le quartier. L'affaire, complexe et assez déplaisante, avait fait grand bruit et c'est ainsi qu'Andrew avait entendu parler d'elle pour la première fois. La doctoresse s'était défendue de toutes ses forces et avait obtenu gain de cause*[288] ».

« *L'épidémie était devenue une malédiction et tous ceux qui en étaient atteints devenaient des êtres à part. Ils étaient pires que les lépreux. La maladie sans nom était une infamie et les croque-morts refusaient systématiquement leur toilette aux trépassés ainsi identifiés*[289] ».

---

[287] Pp. 158-159 & pp. 184-185, in Djinadou Moudjib. *Mo Gbe, le cri de mauvais augure*. L'Harmattan 1991, 208 p.

[288] P. 19, in *Philadelphia*. (D'après un scénario de Ron Nyswaner. Traduction de Viviane Mikhalkov). France Loisirs 1994, 249 p. De Christopher Davis. Américain né en 1928 est l'auteur du roman *Philadelphia* écrit à partir du scénario du film dû à Ron Nyswaner. Le film réalisé par Jonathan Demme met en scène un jeune et brillant avocat. Homosexuel il est ostracisé lorsqu'il ne peut cacher sa maladie. Licencié il attaque la société d'avocat pour laquelle il travaille et gagne son procès peu de temps avant de décéder.

[289] P. 33, in Bazié Jacques Prosper. *L'épave d'Absouya*. Éditions Kraal 1995, 257 p.

Les odeurs et les couleurs des épidémies

Les odeurs

On fuit le mal et sa contagion, mais aussi la puanteur qui épouvante. Les auteurs littéraires ont d'ailleurs, plus et mieux que les savants, souligné la présence des « odeurs » infectes lors des épidémies. On peut s'interroger, essayer de comprendre comment, les médecins par exemple, n'ont pas mentionné ou que discrètement dans leurs comptes rendus professionnels la présence d'odeurs au cours des épidémies. Cela tient vraisemblablement, au moins en partie, à leur formation clinique. On enseigne aux futurs docteurs lors de leur apprentissage tout d'abord l'interrogatoire du patient puis l'inspection du malade suivie de la palpation du corps objet de l'examen, enfin a lieu l'auscultation des bruits des viscères. Autrefois on goûtait même les urines. En somme sont mis à contribution la vue, le toucher, l'ouïe. Le gout est aujourd'hui oublié mais l'odorat est depuis toujours occulté par la médecine. Si odeur il y a, elle est perçue passivement, le médecin ne « renifle » pas le patient, sentir le malade n'est pas un acte volitif. De plus, on craignait que l'air véhicula la maladie et il était habituel de voir les médecins de la peste du Moyen Âge le visage et particulièrement le nez abrités derrière un grand masque représentant un bec d'oiseau bourré d'herbes odoriférantes. En fait, à propos des odeurs répandues durant les épidémies, tout se passe comme si les narrateurs savants considéraient encore que, ainsi que l'écrit Chantal Jaquet :

« *la désaffection à l'égard du nez marque une rupture avec l'état sauvage et le passage à la civilisation*[290] » alors qu'« *Il faut en finir avec ce mythe de l'odorat attaché à la sauvagerie et la bestialité*[291] ».

C'est d'ailleurs malgré lui qu'Ambroise Paré perd conscience en percevant l'odeur d'un pestiféré :

« *Le levay diffus luy le drap et la couverture dont après me vint faillir une odeur très fétide provenant tant de la sueur de son corps que de l'exhalation putride du coulement de la boue de son apoftème et de ses charbons : les ayant efté englouti de cette vapeur je tombay promptement à terre comme mort, ainfi qui font ceux qui syncopisent*[292] ».

Ambroise Paré se méfiait des odeurs, il avait la notion que la peste était due à un air corrompu par les malades. Jusqu'au XVIIe siècle on a cru à la transmission « aérique » de la peste.

« *Cette affirmation, largement diffusée dans les traités médicaux, est aussi une des plus connues en dehors du milieu des médecins au point qu'elle figure dans des revues scientifiques et en langue vernaculaire*[293] ».

Pestiférés dont Ovide et Henri Coupon nous racontent combien ils puaient dans la mort :

« *Dans les forêts, dans les champs, sur les routes sont étendus des cadavres hideux qui infectent les airs de*

---

[290] P. 33 in Jaquet Chantal. *Philosophie de l'odorat*. Presses Universitaires de France 2010, 464 p.

[291] Ibid, p. 35.

[292] Paré Ambroise. *Traité de la peste, de la petite vérole et rougeole* in L'épidémie (Traverse 32). Centre Georges Pompidou. 1984.

[293] P. 87, in Ducos Joëlle. *L'air corrompu dans les traités de peste*. pp. 87-104 in Bazin-Tachella Sylvie, Quéruel Danielle, Samama Evelyne. *Air, Miasmes et contagion. Les épidémies dans l'Antiquité et au Moyen Âge*. Ed Dominique Guéniot 2001, 197 p.

leur odeur [...] *Ils exhalent des miasmes funestes qui portent au loin la contagion*[294] ».

« *Certes, la vue de ces moribonds et de ces morts entassés dans l'atteinte du passage des corbeaux ou des infirmiers était proprement insupportable mais, sous l'action de l'eau chauffée par le soleil d'août, les cadavres qui surnageaient exhalaient les odeurs les plus nauséabondes que l'on puisse imaginer*[295] ».

Ceux que frappaient la lèpre, la variole, le choléra ou le typhus puaient également, tous mis en cause dans des agressions olfactives qu'ils provoquent malgré eux :

« *L'un après l'autre, les malades lui montraient leurs corps ; malgré toutes ces années, il ne s'était jamais tout à fait habitué à la douceâtre odeur gangréneuse de la peau de certains lépreux qui était devenue pour lui l'odeur de l'Afrique*[296] ».

« *Cette pensée lui fit baisser les yeux vers la cale qui apparaissait béante, les écoutilles ouvertes, au pied de sa cabine.* [...]. *Là, allongés sur des brancards gisaient les corps mutilés d'une vingtaine de malades* [...] *ces malades dont les corps se décomposaient, épouvantable et l'odeur qu'ils dégageaient insupportable*[297] ».

Un marin atteint de la variole épouvante ses compagnons en raison de sa puanteur :

---

[294] Ovide. *Métamorphoses*. G Lafaye 1955.

[295] In *Le grand fléau*. Aubéron. 2008, 318 p. D'Henri Coupon. Né en 1929 il est un avocat français auteur de romans policiers. *Le grand fléau* raconte la grande peste de Marseille déclarée en 1720 après l'arrivée du Grand saint Antoine.

[296] P. 41, in Greene Graham. *La saison des pluies* (*A Burnt-out Case* 1960) (Traduction de Marcelle Sibon). Robert Laffon 2007, 378 p.

[297] P. 91, in Cars (des) Guy. *L'impure*. De Crémille 1973. 257 p.

« - *Tu sens (ceux qui pourchassent s'adressent au malade)*

- Rien qu'à te parler, on a dans la bouche un goût de viande gâtée

- Laissez-moi ! Mais laissez-moi donc ! Je ne vous demande rien...

- Ces boîtes de corneed-beef mal conservées, quand on les ouvre : c'est ça que tu sens [...] *Je me jetais sur eux, désespérément. Il me fallait les faire taire. Ils battirent en retraite. Cette fois* [...] *C'était pour l'horreur qu'ils avaient de moi soudain, pour éviter le contact.* [...] *Il mourut très vite. Tout devint pire. Il avait été le frein et il avait cassé : plus rien ne modérait la venue du temps de feu. L'espace d'une nuit à peine, l'odeur se scinda. Je la sentis plus exigeante, considérablement renforcée, aux abords de la cabine de Vahély ou depuis longtemps elle séjournait*[298] ».

On est également incommodé par les odeurs de typhus :

« *Le malade se tenait ramassé en boule sur le lit détrempé qui dégageait une odeur insupportable.*[...] *Juillet flambait. Le remugle de pourriture qui montait des baraquements hospitalisés, érigés sur presque tout le*

[298] P. 217 & p. 254, in *Les tortues*. Robert Laffont. 1956, 286 p. De Loys Masson (1915-1969). Écrivain mauricien, il arrive en France en 1939, s'engage dans la Légion étrangère puis dans la Résistance et devient en 1945 secrétaire général du Comité National des Écrivains, poste dont il est écarté en 1948 car il refuse l'hégémonie communiste. Ayant été journaliste il quitte la profession pour poursuivre son activité littéraire et théâtrale. *Les tortues* raconte une histoire qui se déroule dans le huis clos d'un rafiot répugnant transportant des tortues et sur lequel va sévir la variole.

littoral, formait un cordon de puanteur qui s'épaississait sans cesse[299] ».

Par les odeurs de choléra :

« *On creusa de profondes sépultures pour ensevelir les morts sur trois niveaux, à la hâte et sans cercueils, mais on dû renoncer à les utiliser car le sol engorgé devenait une espèce d'éponge qui suintait sous les pieds un jus rougeâtre et nauséabond*[300] ».

« *Dans la deuxième maison il tomba sur des cadavres un peu moins frais. Ils n'étaient cependant pas pourris, mais secs comme des momies. La dent du chien et le bec des oiseaux les avaient troués de déchirures franchement dentelées, comme mordues et becquetées dans un lard de quatre ans.* [...] *Dans chaque maison il trouva le même spectacle de cadavre, de grimaces, de chairs bleues, de déjections laiteuses et cette odeur abominable, sucrée et putride, semblable à l'odeur des calices de térébinthes mangeurs de mouches*[301] ».

Ceux qui mourraient de la variole puaient également :

« *Le malade se trouvait nu jusqu'à la ceinture, ses pustules si nombreuses qu'on aurait dit un écorché vif. Son odeur prenait à la gorge, tordait l'estomac*[302] ».

« *La mort ne s'arrêta pas en si bon chemin. Elle courait partout, dévastant la région* [...]. *Il se passait*

---

[299] P. 115 & p. 160, in Ouellette-Michalska Madeleine. *L'été de l'île de Grâce*. Québec/Amérique 1995, 360 p.

[300] Garcia-Marquez Gabriel. *L'amour au temps du choléra.* (*El amor en los tiempos del cólera.* Traduction d'Annie Morvan) Grasset 1987, 378 p.

[301] P. 43, in Giono Jean. *Le hussard sur le toit*. Gallimard 1951, 398 p.

[302] Charland Jean-Pierre. *Félicité*, Tome 2 : *La grande ville*. Hurtubise Editions HMH 2014, 550 p.

rarement un jour sans qu'on brûle un nouveau cadavre. Une fumée malodorante s'élevait de la fosse vers le ciel. Il fallut creuser un autre charnier plus grand, et construire une cabane en bois pour les malades, à l'écart des habitations[303] ».

Pour Ryszard Kapuscinski, atteint du paludisme, c'est le fumet des autres malades qui est insupportable :

« *Le premier symptôme d'un accès de paludisme se manifeste par un malaise intérieur ressenti brusquement et sans raison précise : il vous arrive quelque chose, quelque chose de mauvais. Si vous croyez aux esprits, vous comprenez ce qui vous arrive – un esprit malin est entré en vous, vous a jeté un sort. Il vous a privé de vos forces et vous a cloué sur place. Puis vous êtes en proie à un état de torpeur, d'apathie, de lourdeur. Tout vous irrite. Surtout la lumière, vous haïssez la lumière. Les autres vous insupportent, leurs voix sonores, leur odeur répugnante, leur contact rude*[304] ».

Jamaïca Kincaid constate pour sa part que le sidéen s'accompagnerait d'une odeur qui lui est propre :

« *La maison avait une drôle d'odeur, comme si ma mère n'avait plus le temps d'être la ménagère impeccable qu'elle avait toujours été et que donc quelque terrible saleté était passée inaperçue et pourrissait discrètement. Ce fut seulement après sa mort (du frère sidéen), quand il*

---

[303] P. 47, in Pirart Françoise. *La croix de Saint-Vairant*. Pré aux Sources/B. Gilson 1992, 189 p.

[304] P. 68, in *Ébène. Aventures africaines*. (Traduction - polonais 1988 - de Véronique Patte). Plon 2000, 373 p. De Ryszard Kapuscinski (1932-2007), journaliste polonais, écrivain, il a voyagé en Inde, en Afrique particulièrement en République du Congo. En Afrique il devint correspondant de l'Agence de Presse polonaise. *Ébène. Aventures africaines* est le récit du séjour de l'auteur en Afrique.

ne fut plus dans la maison et que l'odeur n'y fut plus que j'ai su que l'odeur était vraiment, et maintenant que j'écris cela je ne trouve rien de semblable à cette odeur[305] ».

Yves Navarre rapporte dans son récit que les deux amis atteints du sida engendrent dans leur demeure une odeur particulière :

« *Une odeur s'est installée dans l'atelier et, plus précisément, dans la chambre. Elle est tombée avec le brusque été, sans même la transition du printemps, lourde, capiteuse, subrepticement puante, odeur de décomposition, exhalaison de nos corps, nous sommes vivants, nous sommes morts, nous sommes nous, notre parfum final est de glaires, pustules et latrines, senteurs de sueurs, d'aisselles, de Javel et d'alcool à friction, fracas d'hécatombe, l'odeur s'incruste*[306] ».

Plus paradoxal est le fait miraculeux narré par Huysmans d'odeurs agréables produites par la suppuration. Nous sommes en effet dans le domaine du merveilleux qui permet toutes les interprétations :

« *En un constant miracle, il fit de ces blessures des cassolettes de parfums : les emplâtres que l'on enlevait, pullulant de vermines, embaumaient ; le pus sentait bon, les vomissements effluaient de délicats arômes ; et de ce corps en charpie qui dispensait de ces tristes exigences qui rendent les pauvres alités si honteux, il voulût qu'il émanât toujours un relent exquis de coques et d'épices du*

---

[305] P. 50, in Kincaid Jamaica. *Mon frère*. (*My Brother* 1997. Traduction de Carasso Jean-Pierre et Huet Jacqueline). Éditions de l'Olivier/Le Seuil 2000, 192 p.

[306] P. 105, in Navarre Yves. *Ce sont amis que vent emporte*. H & O éditions 2009, 157 p.

Levant, une fragrance à la fois énergique et douillette, quelque chose comme un fumet bien biblique de cinnamone et bien hollandais, de cannelle[307] ».

Il est vrai que la Bible ne mentionne pas les odeurs des épidémies mais elle rappelle le rôle protecteur des encens, Moïse y ordonne à Aaron d'allumer un encensoir et de faire acte de pénitence (*Nombres 17,13*).

Le rôle protecteur des odeurs agréables est rappelé par Michel de Certeau à propos des possédées de Loudun :

« *Est bon aussi toujours porter sur soi des parfums aux gants, à la chemise, aux mouchoirs, aux cheveux et à la barbe. Porter quelque pomme de senteur au cou, ou bien patinôtres (chapelets), et les manier et sentir souvent... Les riches useront souvent de parfums en leurs maisons, avec les meilleurs qu'ils pourront trouver. Les pauvres feront provision de feuilles et bois de laurier, de romarin, de genévrier ou cade et de cyprès, et useront le plus souvent qu'ils pourront de les brûler au milieu de la salle et chambre, principalement au matin et le soir*[308] ».

En somme nous trouvons dans la littérature des épidémies traitant des odeurs, schématiquement, deux types de situations. Celles de grandes mortalités (peste, choléra, etc.) où les pestilences sont celles de charniers et d'autres, de létalité lente durant lesquelles les auteurs rapportent des cas d'odeurs de maladies individuées, tous faits absents des ouvrages médicaux.

---

[307] Huysmans Joris-Karl. *Sainte Lydwine de Schiedam*. Plon-Nourrit. Paris 1912.

[308] P. 32, in Certeau (de) Michel. *La possession de Loudun*. Gallimard 2005, 475 p.

Les couleurs

Pour Galien, si les odeurs des malades sont bonnes ou mauvaises les couleurs sont variées et ne peuvent être classées aussi radicalement, sinon en froides et chaudes[309]. Il est vrai que les couleurs constituent un signe clinique important au regard du médecin et durant les épidémies passées, les plus fameuses ont été connotées d'un qualificatif tenant à la coloration des téguments. On connut alors la peste noire, la mort bleue (le choléra), les marques blanches (lèpre), les manifestations hémorragiques cutanées (variole hémorragique).

Au sujet de la vue et des couleurs il est difficile de ne pas s'en référer à ce qu'écrivit Descartes :

« *Toute la conduite de notre vie dépend de nos sens entre lesquels celui de la vue étant le plus universel et le plus noble, il n'y a point de dote que les inventions qui servent à augmenter sa puissance ne soient des plus utiles qui puissent être. Et il est malaisé d'en trouver aucune qui l'augmente davantage que celle de ces merveilleuses lunettes, qui, n'étant en usage que depuis peu, nous ont déjà découvert de nouveaux astres dans le ciel*[310] ».

La vue est pour le philosophe le sens le plus universel et le plus noble, celui qui est souvent mis à contribution dans la description des épidémies. Dans l'Annonce faite à Marie la modification de couleur des téguments, n'annonce pas de bonnes nouvelles[311] :

---

[309] P. 96, in Boehm Isabelle. *Couleur et odeur chez Galien* in *Couleurs et visions dans l'Antiquité classique*. Laurence Villard 2002, 196 p.

[310] Descartes René. *La dioptrique*. 1637.

[311] *L'Annonce faite à Marie* publiée en 1912 est pratiquement la troisième version de La jeune fille Violaine.

« *Elle fait une incision dans l'étoffe du lin sur son flanc, à la place qui est sur le cœur et sous le sein gauche, et, penchée sur lui, des mains écartant l'ouverture, elle lui montre sa chair où la première tache de lèpre apparaît.*

Jacques Hury *: - Donnez-moi le couteau. Violaine, je ne me suis pas trompé ? Quelle est cette fleur d'argent / Dont votre chair est blasonnée ?*

Violaine *: - Vous ne vous êtes pas trompé*

Jacques Hury *: - C'est le mal ? c'est le mal, Violaine ?*

Violaine *: - Oui Jacques*

Jacques Hury *: - La lèpre !*[312] ».

C'est également une modeste dépigmentation qui révèle au héros de Montherlant la lèpre de son amoureuse :

« *"Je me meurs de ses mains de bronze pâle, si pures" (Costals caressant Rhadidja). Il les prit dans les siennes, qui semblaient des mains de charretier, en comparaison. Il remarqua alors, au gras du pouce de l'une d'elles, une tache brunâtre, entourée d'un cerne plus clair que la peau de la main. "Syphilis ? Puisqu'il est entendu, selon les toubibs, que 80 % des Marocains d'ici l'ont. Mais bénigne : la syphilis des familles".*

- Tu as une drôle de tache, là.

- C'est el djem.

- Qu'est-ce que c'est que el djem ?

- J'ai vu le docteur, quand il est passé. Il m'a donné un papier...

---

[312] P. 112 in Claudel Paul. *L'annonce faite à Marie* (Acte II Scène III). Gallimard 1940, 238 p.

(Elle disait "le docteur", tandis que Costals disait "le toubib").

De la poche de sa jupe blanche elle tira un portefeuille, et, du portefeuille, une sorte de scapulaire en cuir, contenant un petit papyrus où étaient inscrits des caractères arabes. Elle sourit, de son sourire délicat :

- Ça c'est un marabout qui me l'a donné.

- Tu m'avais dit que tu ne croyais pas en Dieu

- Oui mais il me l'a donné. [...]

Dans le scapulaire se trouvait en outre un papier plié, qu'elle tendit à Costals. Il lut : [...] *Lèpre, Coryza sanglant. Macule à pouce gauche*[313] ».

Le lépreux d'Henry de Monfreid présente lui aussi les tâches blanches signant la terrible maladie :

« *La main apparut : les doigts étaient couverts de taches blanchâtres et d'étranges bourgeonnements... Je reconnus les débuts de la lèpre à ces protubérances ou la sensibilité morte laisse le mal insidieux dévorer les chairs vives, sans que rien révèle sa morsure*[314] ».

Ellis Peters nous rappelle que les lésions cutanées accompagnent des pertes de sensibilité, la peau est décolorée et les nerfs sont détruits :

« *Mais ceux qui ont la véritable lèpre* [...] *ceux qui deviennent blancs comme cendre, ceux dont la peau part en lambeaux quand la maladie est à son comble, ceux-là ne ressentent pas la douleur comme les autres hommes. Ils se blessent, saignent et ne se rendent pas compte de leur*

---

313 Montherlant (de) Henry. *Les jeunes filles. Les lépreuses.* Gallimard 1939, 247 p.

314 Monfreid (de) Henry. *Le lépreux.* Grasset 1935, 276 p.

blessure. Durant leur sommeil, un de leurs pieds peut s'égarer dans le feu, et ils ne se réveillent qu'à la puanteur de leur propre chair qui brûle. Ils touchent et ne peuvent être sûrs de toucher ; ils tiennent mais ne peuvent soulever[315] ».

[315] Peters Ellis. (Edith Pargeter) *Le lépreux de saint Gilles*. (*The Leper of Saint Giles* 1981. Traduction d'Anne Bruneau). Claude Bourgois 1991, 285 p.

La mortalité et la gestion des cadavres

La mortalité

Toute épidémie ne prélève pas dans le monde des vivants un même quota de défunts. Cela dépend de la virulence du germe, des conditions sociales, des facultés de résilience des hôtes. Parfois l'agressivité microbienne est des plus faibles comme la varicelle que presque tous les enfants contractent à l'école ; parfois au contraire des populations furent décimées. Le choc démographique est également contingent de l'étendue du territoire envahi après que les facteurs circonstanciels d'épidémie, plus ou moins nombreux, aient combiné leurs effets accordant à celle-ci une ampleur variable allant jusqu'à la pandémie. Le choc démographique est souvent extrêmement difficile à évaluer avec précision. À titre d'exemple, on ne saura jamais combien de gens sont morts de l'épidémie de grippe de 2015, bien qu'il s'agisse d'une épidémie récente, cette mortalité ne pourra jamais être calculée[316]. La difficulté tient au fait que le diagnostic de grippe est presque toujours porté par approximation. Il n'existe aucune méthode biologique permettant en pratique au médecin généraliste d'affirmer que les symptômes observés sont la conséquence d'une infection par un virus grippal et ces symptômes sont le plus souvent les mêmes que ceux observés par de nombreux autres virus circulant à la même période. On devrait alors, faute de signature virologique, parler en toute rigueur de « syndromes grippaux ». Dans ce contexte, rien ne permet d'établir avec certitude un bilan de la mortalité (et de la surmortalité) due à la grippe

[316] Nau Jean-Yves. Science & Santé Mars 2015.

et cela est bien entendu particulièrement vrai pour l'épidémie de grippe espagnole de 1918-1919.

Comme l'indiquent les lignes qui précèdent, au cours des épidémies, mêmes les épidémies modernes, il est difficile d'évaluer avec précision le nombre des morts réellement imputables à l'épidémie elle-même. Souvent les chiffres proposés varient considérablement. Pour la peste noire, on estime la mortalité en proportion de la population européenne du XIVe siècle mais connaissait-on réellement la démographie du continent ? Pour la grippe espagnole, il en est de même et la mortalité raisonnable annoncée varie de 40 à 50 millions.

La littérature romanesque traitant des épidémies est souvent riche de la description de la mortalité au cours du désastre. Les tableaux des amoncellements de cadavres croulent sous les métaphores. Les épidémies les plus riches en cadavres sont celles de peste et de choléra, cadavres dont d'ailleurs on ne savait trop que faire. Les écrits sur la peste, surtout la peste noire, rassemblent de sinistres représentations d'entassements de corps où les préoccupations funéraires cèdent la place aux nécessités d'évacuation des dépouilles. C'est ce qu'explique Gilbert Bordes lors de l'épidémie de peste noire :

« ... *On apprit à Valence que la peste frappait tout le pays. Les morts ne se comptaient plus. Les enterrements groupés rassemblaient parfois plus de dix cercueils fabriqués à la hâte avec du bois vert. Les jeunes étaient particulièrement touchés par la forme bubonique qui préférait les corps vigoureux aux vieillards secs. La maladie agissait avec la plus grande fantaisie, prenant toute une famille dans un hameau, épargnant les autres* [...] *La volonté de Dieu échappait aux hommes*[317] ».

« *La peste éclata brutalement au début de mois de juin (1363). Contrairement à l'épidémie de 1349 qui était partie du sud en remontant vers les provinces du nord, elle frappa d'un coup toutes les villes de Flandres et de Méditerranée, ravagea les campagnes qui furent encore livrées aux pillards, aux loups et aux ronces. En quelques jours, le pays sombra dans l'enfer*[318] ».

À Marseille, en 1720, lors du cataclysme dû au Grand Saint-Antoine :

« *Il est vrai que la situation était abominable. Plus d'une centaine de corps flottaient, le ventre en l'air, à la surface des eaux calmes du vieux Lacydon. Mouettes, pétrels et goélands s'en faisaient péter le bec et n'avaient jamais été à pareille fête.* » [...] « *Certes, la vue de ces moribonds et de ces morts entassés dans l'atteinte du passage des corbeaux ou des infirmiers était proprement insupportable mais, sous l'action de l'eau chauffée par le soleil d'août, les cadavres qui surnageaient exhalaient les odeurs les plus nauséabondes que l'on puisse imaginer.* [...] *Ce n'était que morts et agonisants couchés sur le sol, buvant au ruisseau ou bien assis le dos aux murs des maisons, qui geignaient sourdement, tremblaient de fièvre ou se tordaient sous les assauts de la douleur.* [...] *J'ai de mes mains aidé les corbeaux qui, tous, ont disparu de mal-mort et dont nous manquons tant que je viens de réclamer les forçats pour les remplacer.* [...] *Le dernier convoi du jour passa tout près de moi. Ce n'étaient même plus les charrettes bâchées ou découvertes* [...] *mais des*

[317] P. 83 & p. 106, in Bordes Gilbert. *La peste noire. La conjuration des Lys*. XO Éditions 2006, 339 p.
[318] P. 349, in Bordes Gilbert. *La peste noire. Le Roi chiffonnier*. XO Éditions 2006, 364 p.

tombereaux sur lesquels les cadavres étaient empilés en pyramide. Leurs chairs portaient de façon évidente la blessure provoquée par les crochets qui, après les avoir tirés, avaient ensuite servi à les hisser sur leurs malheureux compagnons[319] ».

Il en fut de même à Londres lors de l'épidémie de 1665 dont Daniel Defoe a fait une fidèle recension :

« *Mais les enterrements à Saint--Gilles furent de cinquante--trois -- total effrayant ! --, dont neuf seulement furent mis au compte de la peste. Mais une enquête plus rigoureuse des juges de paix montra qu'il y en avait vingt de plus qui étaient morts de la peste dans cette paroisse, alors que l'on avait attribué, leur décès à la fièvre pétéchiale ou à d'autres maladies, sans compter d'autres décès qui avaient été dissimulés.* [...] *C'était un spectacle bien lugubre et il m'affecte comme chacun ; mais tout le reste était affreux et plein de terreur. La charrette portait seize ou dix--sept cadavres.* [...] *Tous étaient morts et devaient être entassés, pour ainsi dire, dans la tombe commune de l'humanité, où il n'existait plus de différence et où riches et pauvres s'en allaient de même manière*[320] ».

La peste de Londres est évoquée par Pouchkine :

« *Au temps jadis dans la paix*

Notre contrée florissait :

---

[319] Pp. 250-261, in Coupon Henri. *Le grand fléau*. Aubéron 2008, 318 p.

[320] P. 35 & p 113, in *Journal de l'Année de la Peste*. (Traduction Francis Ledoux). Gallimard 1959, 378 p. De Defoe Daniel (1660-1731). Connu pour avoir écrit Robinson Crusoe, fils de commerçant, il a exercé plusieurs métiers dont également celui de commerçant. Il eut aussi une vie aventureuse tintée des déboires politiques. Son *Journal de l'année de la peste* décrit l'épidémie qui frappa Londres alors qu'il avait 5 ans. Il utilisa donc peu de souvenirs personnels mais des témoignages et des documents historiques pour rédiger son ouvrage.

La sainte église de Dieu

Le dimanche s'emplissait ;

L'école retentissait

De la voix de nos enfants ;

La faux vive et la faucille

Luisaient au champ lumineux.

L'église est vide maintenant ;

L'école est fermée pour longtemps ;

Le blé a mûri vainement ;

A l'ombre du bois, plus personne ;

Le village est abandonné

Comme une maison calcinée.

Aucun bruit. Le seul cimetière

Grouille de gens et de rumeurs.

On porte à tout instant des morts,

Et les vivants, plaintivement,

Demandent à Dieu en tremblant

D'accorder repos à leurs âmes !

A tout instant il faut faire place

Et comme un troupeau plein d'effroi

Les tombes pressées entre soi

S'alignent inlassablement[321] ».

---

[321] P. 164, in *Le festin pendant la peste*. in Œuvres complètes. Tome I. L'Âge d'Homme. 1978, 608 p. De Pouchkine Alexandre (1799-1837), poète et romancier russe. Il appartient à la noblesse cultivée de son pays. Ayant pour ancêtre un esclave africain il possède un teint mate

Personne ne sait précisément combien il mourut de personnes à Londres durant l'épidémie de 1665. Les chiffres proposés varient de 25 000 à 100 000. Historiens et romanciers demeurent dans le flou.

La mortalité était ressentie de façon encore plus dramatique lorsqu'elle frappait des iliens. Les conséquences démographiques pouvaient être relativement plus importantes :

« *L'année de mes onze ans, la peste eut ses yeux mappemondes ouverts trois mois sur ce pays (Île Maurice ?). Ce fut sa dernière visite. Elle venait de l'Inde comme tous les choléra, typhus, fièvre jaune qui abordaient ici plus ou moins régulièrement avant qu'on ne les ait jugulés au goulet même de la rade, dans le lazaret blanc dont les vagues viennent lécher les fondations par gros temps. On pouvait à ses ravages suivre le chemin qu'elle prenait*[322] ».

La littérature du choléra est riche, tout autant que la peste, de cadavres. Lisons Gabriel Garcia Marquez :

« *Il s'en fallut de peu cependant. L'épidémie de choléra morbus, dont les premières victimes étaient*

---

qu'il déteste. Il fait de brillantes études et tôt rédige des poèmes. En 1820 ses poèmes déplaisent au pouvoir et il est condamné à l'exil. Paradoxalement l'absolution du tsar, en 1826, le contraint à devenir censeur. Alors qu'il écrit dans sa propriété (à Boldino) en 1830 l'épidémie de choléra le contraint à une quarantaine forcée. Plus tard, son épouse volage est la cause d'un duel au cours duquel Alexandre Pouchkine est tué d'une balle de pistolet. *Le festin en temps de peste* est une pièce de théâtre écrite durant l'épidémie de peste de 1665. Durant un banquet un prêtre « refroidit » l'ambiance festive en demandant de la retenue aux convives.

[322] P. 198, in Masson Loys. *Les tortues*. Robert Laffont. 1956, 286 p.

mortes foudroyées dans les flaques du marché, avait été la cause en onze semaines de la plus grande mortalité de notre histoire. Jusqu'alors, on avait enterré les quelques morts insignes sous les dalles des églises, et les autres moins riches étaient ensevelis dans les jardins des couvents. Les pauvres allaient au cimetière colonial, sur une colline ventée séparée de la ville par un canal d'eaux arides dont le pont en mortier possédait une arche avec une inscription sculptée sur l'ordre de quelque maire clairvoyant : Lasciate ogni speranza voi chientrate. En deux semaines d'épidémie, le cimetière fut saturé et il ne restait plus une seule place dans les églises bien que les restes putréfiés d'un grand nombre d'illustres inconnus eussent été expédiés à la fosse commune. Les vapeurs des cryptes mal scellées raréfièrent l'air de la cathédrale dont on ne rouvrit les portes que trois ans plus tard [...] *Le cloître du couvent de Santa Clara, de même que ses allées, fut plein au bout de la troisième semaine, et il fut nécessaire de transformer en cimetière le potager de la communauté qui était deux fois plus grand.* [...] *On décida alors de poursuivre les enterrements à la Main de Dieu, une hacienda d'élevage située à moins d'une lieue de la ville, et qui plus tard fut décrétée cimetière universel*[323] ».

Jean Carrière est plus précis quand au nombre des morts, mais il souligne bien la succession des décès lors de la marche d'une tueuse qui semble irrésistible :

« *Le choléra avait sauté le Rhône fin juin, tué douze personnes à Nîmes la semaine précédente.* [...] *Des réfugiés qui venaient de Marseille et de Toulon avaient créé de nouveaux foyers, à Remoulins, Beaucaire, Saint-Gilles, et dans la nuit de samedi à dimanche, trente*

---

[323] In Garcia Marquez Gabriel. *L'amour au temps du choléra.* (*El amor en los tiempos del cólera.* Traduction d'Annie Morvan) Grasset. 1987, 378 p.

personnes étaient mortes, rien que dans la région d'Uzès. Dimanche soir, la municipalité de Nîmes avait affiché une liste de cinquante-quatre victimes[324] ».

Le typhus, tueur de la Grande Armée lors de la campagne de Russie ne déroge pas à la norme des épidémies à mortalité élevée :

« *Un protocole peut-être le seul qui tenait encore, faisait désormais partie de la routine quotidienne. Le matin, dès que les morts étaient enlevés des salles, de nouveaux malades venaient occuper les paillasses, à peine refroidies, que le personnel n'avait plus le temps de désinfecter*[325] ».

La gestion des cadavres

De la surabondance de décès s'ensuivaient des difficultés dans l'organisation des enterrements et la prose littéraire n'a pas manqué d'en faire état :

« *Tout avait fui, même les médecins ; l'évêque, M. de Belsunce, écrivait : « On devrait abolir les médecins, ou du moins nous en donner de plus habiles ou de moins peureux. J'ai eu bien de la peine à faire tirer cent cinquante cadavres à demi pourris qui étaient autour de ma maison.* [...] *Un jour, des galériens hésitaient à remplir leurs fonctions funèbres : l'apôtre monte sur l'un des tombeaux, s'assied sur un tas de cadavres et ordonne aux forçats de marcher : la mort et la vertu s'en allaient*

---

[324] P. 57, in Carrière Jean. *La caverne des pestiférés. 1. Lazare*. Jean-Jacques Pauvert 1978, 250 p.

[325] P. 115, in Ouellette-Michalska Madeleine. *L'été de l'île de Grâce*. Québec/Amérique 1995, 360 p.

au cimetière conduites par le crime et le vice épouvantés et admirant. Sur l'esplanade de la Tourette, au bord de la mer, on avait, pendant trois semaines, porté des corps, lesquels, exposés au soleil et fondus par ses rayons, ne présentaient plus qu'un lac empesté. Sur cette surface de chairs liquéfiées, les vers seuls imprimaient quelques mouvements à des formes pressées, indéfinies, qui pouvaient avoir été des effigies humaines.[326]

« *Car les cercueils se firent alors plus rares, la toile manqua pour les linceuls et la place au cimetière. Il fallut aviser. Le plus simple, et toujours pour des raisons d'efficacité, parut de grouper les cérémonies et, lorsque la chose était nécessaire, de multiplier les voyages entre l'hôpital et le cimetière.* […] *Au cimetière les cercueils étaient vidés, les corps couleur de fer étaient chargés sur les brancards et attendaient dans un hangar, aménagé à cet effet. Les bières étaient arrosées d'une solution antiseptique, ramenées à l'hôpital et l'opération recommençait autant de fois qu'il était nécessaire*[327] ».

« *La peste était omniprésente.* […] *Parfois, aux abords des hameaux ou des villes dont les portes restaient fermées, les chevaux faisaient un écart pour éviter les corps déposés en tas, souvent déchiquetés par les chiens errants et les loups.* […] *La place (à Paris) manquait dans les cimetières ; les menuisiers n'avaient plus de bois pour fabriquer les cercueils. Il fut interdit de jeter des cadavres dans la Seine, sous peine de graves sanctions qui allaient jusqu'à couper la main droite. Les maisons des pestiférés*

---

[326] Chateaubriand (de) François-René. *Mémoires d'outre-tombe.* Gallimard 2008, 1231 p.
[327] P. 140, in Camus Albert. *La peste*. Gallimard 1963, 248 p.

étaient marquées d'une croix rouge, les ouvertures murées avec leurs occupants à qui les services municipaux apportaient à manger quand ils avaient de quoi payer. Des chariots tirés par des mules parcouraient les rues pour ramasser les morts. Les prisonniers qui faisaient ce travail étaient encadrés par des soldats en armes, d'autres creusaient des fosses derrière les murs, mais n'allaient pas assez vite : les cadavres s'entassaient sur des berges grouillantes de vers[328] ».

« *Ce n'était que morts et agonisants couchés sur le sol, buvant au ruisseau ou bien assis le dos aux murs des maisons, qui geignaient sourdement, tremblaient de fièvre ou se tordaient sous les assauts de la douleur.* [...] *J'ai de mes mains aidé les corbeaux qui, tous, ont disparu de mal-mort et dont nous manquons tant que je viens de réclamer les forçats pour les remplacer* ». [...] « *Le dernier convoi du jour passa tout près de moi. Ce n'étaient même plus les charrettes bâchées ou découvertes* [...] *mais des tombereaux sur lesquels les cadavres étaient empilés en pyramide. Leurs chairs portaient de façon évidente la blessure provoquée par les crochets qui, après les avoir tirés, avaient ensuite servi à les hisser sur leurs malheureux compagnons*[329] ».

« *Chaque jour voyait une centaine de victimes, et rares étaient ceux qui, frappés par le mal, en réchappaient. On avait extrait les dieux des temples délaissés pour les exposer en public, mais, malgré les offrandes, malgré les*

---

[328] P. 106 & p. 230, in Bordes Gilbert. *La peste noire. La conjuration des Lys*. XO Éditions 2006, 339 p.
[329] P. 250, p. 261 & p. 269, in Coupon Henri. *Le grand fléau*. Aubéron 2008, 318 p.

sacrifices, ils n'arrêtaient pas le fléau. On ne parvenait plus à enterrer les morts. Dans certaines maisons, toute la famille avait été emportée, et il ne restait personne pour s'occuper des funérailles. Le commandant des troupes [...] *obligeait ses soldats à enlever les cadavres abandonnés*[330] ».

« *Pas assez de bras pour bouger tous ces corps qui ne bougent plus.* [...] *On voyait dépasser entre les ridelles des bras, les genoux et les têtes d'une bonne douzaine de cadavres entassés n'importe comment les uns sur les autres, et que les cahots faisaient trembloter*[331] ».

Les paragraphes qui précèdent suffisent à souligner le problème posé par une mortalité brutale et anormalement élevée, mortalité qu'au demeurant nous avons connue en France lors de la grande canicule de 2003 et son accumulation de corps en chambres froides. Ceux qui ont vécu la complexité des affaires funéraires en 2003 imaginerons sans peine ce qu'elles furent lors des lors des épidémies de jadis, pas de chambre froide mais des fosses, des rivages, des cours d'eau où on se débarrassait des corps que parfois l'on incinérait.

---

[330] P. 98 in Maugham Somerset. *La Passe Dangereuse*. (*The Painted Veil*. Penguin 1959). Temps Présent 1974, 320 p.

[331] P. 48 & p. 137, in Carrière Jean. *La caverne des pestiférés. 1. Lazare*. Jean-Jacques Pauvert 1978, 250 p.

Les comportements en temps d'épidémies

Les comportements sociaux

Au décours des épidémies les liens sociaux de façon presque banale se rompent. Deux facteurs sont déterminants dans ces ruptures : la peur et la mort ou, autrement dit, la peur de la mort. Les liens sociaux rompus l'épidémie apparaît comme un agent de désagrégation des communautés. On perd toute référence sociale, et cela, ajouté à la peur, conduit à des comportements violents particulièrement à l'encontre des boucs émissaires. Dans la région Aquitaine, Périgueux inaugure ce mouvement de massacre dès 1323, en brûlant et en spoliant les lépreux de la ville. En 1393, à Bordeaux, on exila les Juifs avant d'interdire aux non-chrétiens les professions sanitaires.

Lors des attaques de peste, de variole, de choléra on nota souvent la rupture des liens de la filiation. Boccace narre dans le Décaméron ce type de conduite :

« *Le désastre avait jeté tant d'effroi dans le cœur des hommes et des femmes, que le frère abandonnait le frère, l'oncle le neveu, la sœur le frère, souvent même la femme le mari. Voici qui est plus fort et à peine croyable : les pères et les mères, comme si leurs enfants n'étaient plus à eux, évitaient d'aller les voir et de les aider* ».

Ce seront souvent les pauvres qu'on accusera de ce genre d'inconduite, pauvres qui n'ont pas le monopole des turpitudes, le Décaméron n'est-il pas l'histoire de jeunes nobles isolés à Fiesole ?

L'épidémie a pu contribuer à modifier la structure sociale de groupes, de communautés ou de pays entiers. Si dans leurs origines et leurs processus de diffusion, nous avions pu écrire l'Épidémie c'est l'Homme, la réflexion sur leurs conséquences incite à écrire, l'Épidémie c'est l'Homme contre lui-même.

Il est connu que le choc des épidémies entraîne des réponses similaires dans des contextes historiques et géographiques différents[332], il s'agit d'une dramaturgie commune.

Courage, couardise, générosité, égoïsme. Tous ces comportements mêlés dans le capharnaüm de l'épidémie génèrent des conduites insolites, proprement extraordinaires induites par le choc psychologique et le sentiment de délabrement de la société. Thucydide nous l'avait dit :

« *Le plus terrible dans cette maladie, c'était l'état de dépression morale dans lequel on sombrait souvent en s'apercevant qu'on était atteint. On renonçait alors d'emblée à toute espérance, si bien qu'au lieu de lutter, on se laissait complètement aller. C'était aussi le fait qu'en soignant les autres, on contractait soi-même la maladie et qu'ainsi les hommes périssaient comme des troupeaux. Les ravages causés par l'épidémie s'en trouvèrent décuplés.* [...] *La situation des Athéniens, déjà accablés par l'épidémie, était encore aggravée par l'entassement des campagnards dans la ville. Les réfugiés furent particulièrement éprouvés. Faute de logements pour les accueillir, ils vivaient dans des baraquements où l'atmosphère, en cette saison de l'année, était irrespirable. Les morts et les moribonds gisaient pêle-mêle. On voyait des agonisants tituber dans les rues. Des malades à demi morts et dévorés par la soif assiégeaient les fontaines. Avec l'épidémie, on vit encore d'autres formes de*

---

[332] Slack Paul p. 3, in Ranger Terence, Slack Paul (Éditors). *Epidemics and ideas. Essays on the historical perception of pestilence.* Cambridge University Press. 1995, 356 p.

désordre se répandre pour la première fois dans la ville. Impressionné par le spectacle de ces brusques changements de fortune qui faisaient soudain périr les heureux de ce monde et livraient leurs biens à ceux qui n'avaient rien possédé, on se livra plus librement à des plaisirs que l'on cachait naguère. Comme la vie et la richesse paraissaient également précaires, on s'empressait de dépenser ce qu'on avait et de jouir de l'existence. [...] *Voyant autour de soi la mort abattre indistinctement les uns et les autres, on ne faisait plus aucune différence entre la piété et l'impiété. Et quant aux délits que l'on pouvait commettre, nul ne s'attendait à vivre assez longtemps pour subir le châtiment. Chacun redoutait bien davantage l'arrêt déjà prononcé contre lui et suspendu sur sa tête et l'on trouvait tout naturel de tirer quelque plaisir de la vie avant d'en être frappé*[333] ».

Ce sont des scènes semblables que décrit avec talent Jack London à propose de l'épidémie de *La peste écarlate*. L'auteur situe l'histoire du roman de science fiction en 2013. La planète est dévastée par une épidémie de peste, la peste écarlate. Un vieillard nommé Grand-Père, vêtu de peaux de bêtes, raconte à des enfants habillés de guenilles le malheur qui est survenu et ses effets ravageurs :

« *Je sus ainsi que New York et Chicago étaient en plein chaos. Il en était de même dans toutes les grandes villes. Le tiers des policemen de New York avait déjà succombé. Le chef de la police et le maire étaient morts. Tout ordre social, toute loi avait disparu. Les corps restaient étendus dans les rues, là où ils étaient tombés, sans sépulture. Les trains et les navires qui transportaient coutumièrement jusqu'aux grandes villes, les vivres et*

[333] Pp. 51-53, in Thucydide. *La guerre du Péloponnèse*. (Traduction de Denis Roussel) Gallimard 2000, 900 p.

toutes choses nécessaires à la vie ne fonctionnaient plus, et les populaces affamées pillaient les boutiques et les entrepôts. Partout régnaient le meurtre, le vol et l'ivresse. Des millions de personnes avaient déjà déserté New York, comme les autres villes. Les riches d'abord, étaient partis, dans leurs autos, leurs avions et leurs dirigeables. Les masses avaient suivi, à pied, ou en véhicules de louage ou volés, portant la Peste avec elles à travers les campagnes, pillant et affamant sur leur passage les petites villes, les villages et les fermes qu'ils rencontraient. [...] *Les gens mouraient si rapidement que les survivants ne pouvaient plus prendre soin des cadavres, qui gisaient partout. Au cours de la nuit suivante ce fut la panique, et l'exode commença vers les campagnes. Imaginez-vous, mes enfants, des troupes d'hommes plus nombreuses que des bandes de saumon que vous avez vues souvent remonter le fleuve Sacramento, des troupes d'hommes que dégorgeaient les villes, qui, comme des bandes de fous, se déversaient sur les campagnes, dans un inutile effort pour fuir la mort qui s'attachait à leurs pas*[334] ».

Certes le réflexe usuel était de fuir afin d'échapper au danger ainsi qu'aux consignes contraignantes de la société civile et des religieux :

« *Bref, il était* (le frère du narrateur) *pour que je me retire à la campagne, comme il avait résolu de faire lui--même avec sa famille ; et il me répéta ce que, semble--t--il il avait entendu dire, à savoir que la meilleure mesure contre la peste, c'était la fuite.* [...] *Il y avait aussi des prières quotidiennes organisées matin et soir dans plusieurs églises, ainsi que des jours de prières privées en*

---

[334] Pp. 49-52, in London Jack. *La peste écarlate* (*The Scarlet Plague*. Traduction de Paul Gruyer et Louis Postif). Actes Sud Babel 1992, 121 p.

d'autres lieux, et les gens y faisaient montre, dis--je, d'une dévotion peu commune. [...] *Ordonnances concernant l'infection de la peste rédigées et promulguées par le Lord--Maire et les échevins de la cité de Londres -- 1665. Nomination d'inspecteurs dans chaque paroisse, fonctions des inspecteurs, surveillants (de toute maison infectée condamnant ses habitants à y être reclus), enquêteuses (inspection des corps des morts), chirurgiens, garde-malades.* [...] *Instructions concernant les maisons infectées et les personnes malades de la peste. Notification de la maladie, séquestration des malades, aération des effets, fermeture de la maison, enterrement des morts, interdiction de mettre en circulation les effets infectés....*[335] ».

« *Cette pestilence fut d'autant plus forte qu'elle se propageait soudainement des malades aux personnes saines, comme le feu prend quand les objets secs et gras en sont approchés tout près. [...] De ces choses et de beaucoup d'autres semblables ou pires, naquirent diverses peurs et imaginations chez ceux qui restaient en vie, et presque tous tendaient cruellement à éviter et à fuir les malades ainsi que leurs affaires : chacun de cette manière, croyait assurer son propre salut* [...] *Certains pensaient que vivre avec modération et se garder de tout excès constituait un bon moyen de résister au fléau.* [...] *D'autres, à l'opposé, estimaient que, face à un si grand mal, nul remède n'était plus sûr que boire beaucoup, se donner du bon temps,* [...] *tenter de satisfaire toutes ses envies*[336] ».

---

[335] P. 39, p. 66, p. 79, p. 83, in Defoe Daniel. *Journal de l'Année de la Peste*. (Traduction Francis Ledoux). Gallimard 1959, 378 p.

[336] Boccace. *Décaméron*. (Traduction Christian Bec) Lire de Poche 1994, 894 p.

« *Une ville brisée. Sans doute, comme en bien d'autres lieux de France et d'Europe, la peste traumatise la ville : ébranlant la société urbaine, elle bouleverse les structures mentales et intellectuelles, suscitant d'abord, par la terreur, l'élan mystique et les mortifications, puis, sous un ciel obstinément silencieux, le désespoir, le blasphème et les saturnales*[337] ».

C'est Pagnol qui rapporte les anecdotes qui sans manquer d'être drôles rappellent les bizarreries de la conduite des hommes lorsque le stress psychologique est pénible et prolongé :

« *Mamette Pigeon, qui avait plus de quatre-vingts ans, disparut un jour ; on la retrouva cachée sous un lit, elle refusa de sortir de cet abri. Comme on essayait de l'en tirer, elle poussa des cris si terribles qu'il fallut y renoncer, et sa fille dut lui porter deux fois par jour sa nourriture dans sa ridicule cachette où elle vécut à plat ventre dans ses excréments*[338] ».

« *Le papet Romuald, qui pourtant avait toujours eu beaucoup de sens, se mit un jour à marcher à quatre pattes, en aboyant de temps à autre ; il expliqua à Maître Pancrace que la peste ne frappait jamais les animaux, et que tout le monde n'avait qu'à faire comme lui. Pancrace, qui le jugea incurable, l'approuva hautement, mais lui demanda d'aboyer moins fort, ce qu'il accepta de bonne grâce*[339] ».

---

[337] P. 34, in Certeau (de) Michel. *La possession de Loudun*. Gallimard 2005, 475 p.
[338] Pagnol Marcel. *Souvenirs d'enfance. Le temps des amours*. Chapitre 9 : *Les pestiférés*. De Fallois 2014, 235 p.
[339] Ibid.

Les comportements religieux

Au début du XXIeme siècle certains croient encore et veulent faire croire que le sida est un châtiment divin. En fait, lors des grandes peurs microbiennes, la religion a été, est et probablement demeurera une donnée constamment instrumentalisée ou, à l'opposé, rejetée. L'utilisation religieuse d'une calamité telle qu'une épidémie ou une pandémie pour frapper les esprits et agir sur l'imaginaire de la crainte du divin n'est pas une nouveauté. Habituellement, la référence à la punition divine s'accompagne d'une notion de culpabilité globale. Comme le signale Dominique Fernandez, certains croient qu'on paye pour ses péchés, que l'épidémie est l'expression de la colère divine :

« *Une partie de la presse américaine proclame que le sida est le châtiment envoyé par Dieu. Nous avions commis trop d'excès, le feu du ciel est tombé sur nous. Comme le peuple de Sodome nous payons notre audace sacrilège.* […] *Ne cherchez pas une signification surnaturelle à une affaire de globules blancs. Le sida n'est pas un problème religieux, le sida n'est pas un problème moral. Le sida est un problème strictement spécifique*[340] ».

Plus académiquement Jean Delumeau faisait la même observation :

« *Les témoignages sont innombrables qui ont exprimé à travers les âges ce discours religieux sur le malheur collectif selon lequel tout le monde est coupable et non pas seulement quelques boucs émissaires... Une*

[340] Fernandez Dominique. *La gloire du paria*. Grasset. Paris 1987, 250 p.

peste est « un décret de Dieu, un châtiment envoyé par lui " (Luther). Elle est " un des fléaux de l'ire de Dieu, nous ne pouvons, sinon tomber en toute extrémité de maux, quand l'énormité de nos péchés a provoqué sa bonté à retirer sa main favorable de nous et nous envoyer une telle plaie " (A. Paré). Elle est « le jugement de Dieu », la « punition », écrit D. Defoe qui rappelle le texte de Jérémie : « est-ce que je ne visiterai pas ceux-ci, dit le Seigneur, et d'une pareille nation mon âme ne se vengera-t-elle pas ?[341] ».

Après Daniel Defoe, Albert Camus nous avait rappelé comment la religion regagnait du terrain dans une société apeurée :

Ces manifestations de la piété publique devaient se terminer le dimanche par une messe solennelle placée sous l'invocation de saint Roch, le saint pestiféré. […] *La semaine fut suivie par un nombreux public. Ce n'est pas qu'en temps ordinaire les habitants d'Oran soient particulièrement pieux.* […] *La cathédrale de notre ville, en tout cas, fut à peu près remplie par les fidèles pendant toute la semaine*[342] ».

On espérait même en la providence issue de pratiques qu'on croyait disparues :

« *Dans les villes, les processions de pénitents se multipliaient, mais Dieu restait sourd à leurs prières. Les églises étaient trop petites pour contenir ces foules apeurées, prêtes à tout pour échapper à la mort. Les*

---

[341] Delumeau Jean, Lequin Yves. *Les malheurs des temps. Histoire des fléaux et des calamités en France*. Larousse 1987, 519 p.
[342] Camus Albert. *La peste*. Gallimard 1963, 248 p.

rumeurs les plus folles circulaient ; on osait formuler tout haut les anciennes croyances cathares[343] ».

Tout le monde ne courrait pas à l'église ou au temple, certains préféraient la débauche à la foi salvatrice. Lors des grandes épidémies de la période médiévale, si la peur conduisait la majorité au mysticisme presque fanatique, elle incita d'autres au relâchement des mœurs les plus étonnants. Boccace s'était parfaitement rendu compte du comportement paillard d'une partie des Florentins. On courait les tavernes et les maisons de tolérance, les beuveries se prolongeaient durant des jours et des nuits, la fornication ignorait les classes sociales, on brûlait la chandelle par les deux bouts :

« *Les premiers cas se manifestèrent en Janvier dans les quartiers pauvres sans alarmer vraiment une population accoutumée à toutes sortes de maladies et que sa débauche éhontée prédisposait au courroux divin. En mars, les rapports firent état de trois cents morts...* [...] *En juillet, enfin, il fallut bien se rendre à l'évidence : la Mort Noire était à Rome, tuant et ravageant davantage que la plus horrible des guerres. Les gens mourraient dru comme des mouches, si bien qu'il fallut les enterrer la nuit et par charrettes entières dans les fosses communes creusées à la hâte vers les faubourgs. Faisant son profit d'un terrain si favorable à ses turpitudes naturelles, le Démon s'empara des âmes les plus faibles ; l'hérésie la plus exécrable réapparut. Sachant leur mort probable, sinon prochaine, les biens portants se vautraient dans l'orgie jusqu'aux abords des cimetières, blasphémant Dieu et morguant la malemort*[344] ».

---

[343] Bordes Gilbert. *La peste noire. La conjuration des Lys*. XO Éditions 2006, 364 p.
[344] Blas de Roblès Jean-Marie. *Là où les tigres sont chez eux*. Zulma 2008, 896 p.

Pagnol avait entendu les histoires des anciens rapportant également les débauches lors de la peste de Marseille :

« *D'autre part, l'ennui et la peur commencèrent bientôt à dérégler les mœurs de ces bonnes gens, et il y eut un grand nombre d'adultère, dont personne d'ailleurs ne sembla se soucier beaucoup, sauf le boucher Romuald, qui enrageait d'être cocu, mais que Pancrace consola par des considérations philosophiques d'une si grande beauté que le boucher, ayant fait cadeau de sa femme au boulanger, se mit en ménage avec la petite servante de l'épicier*[345] ».

Toujours à Marseille :

« *Il se souvint également que la grande peste de Marseille avait, au milieu d'un épouvantable charnier, déchaîné la luxure parmi les survivants : on s'accouplait frénétiquement dans l'odeur de la décomposition qu'exhalaient les monceaux de cadavres précipités directement par les fenêtres dans la rue ; la veuve, pleuré le défunt le temps qu'il refroidisse, ouvrait son lit est ses cuisses au voisin. C'était (dixit la chronique de l'époque) Sodome et Gomorrhe, le défi odieux que le Vice lançait à la Vertu : en avant la musique !*[346] ».

Antithèse de la référence à la volonté divine, on verra dans les pestilences, si ça n'est pas la volonté du Diable, au moins une « absence » de Dieu. Si la grande peste noire fut aisément perçue par la majorité de l'époque comme l'expression du *Deus irae*, les esprits du début du XVIIIe n'étaient plus disposés à accepter une telle

[345] Pagnol Marcel. *Souvenirs d'enfance. Le temps des amours*. Chapitre 9 : *Les pestiférés*. De Fallois 2014, 235 p.
[346] P. 79, in Carrière Jean. *La caverne des pestiférés. 1. Lazare*. Jean-Jacques Pauvert 1978, 250 p.

explication. En Angleterre, les Niveleurs n'hésitent pas à dire :

« *s'il faut que la peste soit, Christ n'est point là* ».

Et à propos du moment ou Dieu perd du terrain, Gérard Fabre écrit :

« *..sur la piste de l'absence de Dieu, deux indices nous arrêtent : le premier tient dans l'émergence de personnes charismatiques sur la scène politique, au moment où, l'épidémie provoque, avec la fuite des possédants et le discrédit des autorités, un vide institutionnel. Comme si la grâce divine, devenue soudain incertaine, devait être déléguée à de simples mortels. Le second renvoie à une autre forme de grâce, à travers le cas des ex-voto peints pendant la période du fléau avec l'hypothèse suivante : le geste votif, par le truchement d'une iconographie codifiée de longue date, contribue à (se) cacher l'impuissance du Dieu de bonté devant l'offensive du mal*[347] ».

Lors de la peste de Londres le président d'un banquet chante un hymne en l'honneur de la peste… Un prêtre passe par là et dit :

« *Banquet impie ! Impies sans cervelle ! Votre festin, vos chansons de débauche sont une insulte au noir silence que propage partout la mort ! Je prie au cimetière, parmi la foule blême, pendant l'horreur d'affreuses funérailles, et vos exécrables transports troublent la paix des tombeaux et font trembler la terre au-dessus des cadavres ! Si les prières des vieillards et des femmes n'avaient pas sanctifié la fosse où s'achève la commune destinée, je pourrais croire qu'à présent les démons*

---

[347] Fabre Gérard. *Épidémies et contagions. L'imaginaire du mal en occident*. Presses Universitaires de France 1998, 240 p.

tourmentent l'âme égarée d'un athée et l'entraînent en riant dans la nuit suprême de l'enfer ».

Les participants au banquet répondent au prêtre :

« Va-t'en vieillard ! Passe ton chemin ».

Et le président ajoute :

« Nos maisons sont tristes, la jeunesse aime la joie[348] ».

Le concept du Dieu vengeur ne sera, de toute façon, jamais totalement abandonné. Un des héros de la peste de Marseille, Mgr de Belsunce dira :

« *Dieu irrité veut punir les péchés du peuple, et, en particulier, le mépris des censures et des excommunications de l'Église, le peu de respect, de soumission pour les pontifes de Dieu... les sacrilèges multipliés des appelants sont la principale cause de la peste qui nous concerne*[349] ».

Les épidémies incitent à la ferveur religieuse, laquelle est associée souvent à des sites miraculeux : fontaines, arbres, rochers. On mêle chrétienté et superstition. L'Église préfère s'en accommoder, au moins jusqu'au XIVe siècle. À défaut de faire appel aux mages locaux à la crédibilité religieuse parfois sujette à caution, on aura recours à des personnages à la sainteté indiscutable. Le culte marial connut, après chaque

---

[348] P. 169 & p. 170, in Pouchkine Alexandre Sergueïevitch. *Le festin pendant la peste*. Œuvres complètes. Tome I. Éditions l'Âge d'Homme 1978, 608 p.

[349] Carrière Claude. *Marseille ville morte. La peste de 1720*. Maurice Garçon 1968, 270 p.

épidémie, un nouveau regain. La raison de l'appel à la Vierge datait de 590, date à laquelle le Pape Grégoire le Grand éloigna la peste de Rome en organisant dans la ville une procession qui suivait une représentation de la Vierge. À cette occasion le Pape eu en vision un ange depuis symbolisé par une statue au sommet du château Saint-Ange. Les saints thaumaturges usuels lors de la survenue de la peste furent Saint-Sébastien dont on assimilait les flèches qui le frappent sur ses représentations à la peste d'origine divine et Saint-Roch représenté montrant son bubon inguinal. Saint-Roch serait né à Montpellier au XIIIe siècle. À Rome où il se livre à la charité il est atteint de la peste. Expulsé, il guérit grâce à l'intervention d'un chien et de son maître. De retour à Montpellier il est emprisonné par erreur et meurt dans le dénuement de sa geôle. On découvrira près de son corps l'inscription « *eris in pestis patronus* » considérée d'origine divine. Alors commença la vénération du divin prisonnier :

> « *Accablés de malheurs, entourés de la peste*
>
> *Grand Saint-Roch nous ne craignons rien,*
>
> *Et rien ne nous sera funeste*
>
> *Si vous êtes notre soutien.*
>
> *Secourez ce peuple chrétien,*
>
> *Et venez apaiser la colère céleste,*
>
> *Mais n'amenez pas votre chien,*
>
> *Nous n'avons pas de pain de reste*[350] ».

À Oran également on invoquait le saint patron de Montpellier :

---

[350] *Prière à Saint-Roch* (Chevalier Romieu 1720).

« *La fin du premier mois de peste fut assombrie en effet par une recrudescence marquée de l'épidémie et un prêche véhément du père Paneloux.* […] *Il s'était fait le défenseur chaleureux d'un christianisme exigeant, également éloigné du libertinage moderne et de l'obscurantisme des siècles passés. […] Or, vers la fin de ce mois, les autorités ecclésiastiques de notre ville décidèrent de lutter contre la peste par leurs propres moyens, en organisant une semaine de prières collectives. Ces manifestations de la piété publique devaient se terminer le dimanche par une messe solennelle placée sous l'invocation de saint Roch, le saint pestiféré.* […] *La semaine fut suivie par un nombreux public. Ce n'est pas qu'en temps ordinaire les habitants d'Oran soient particulièrement pieux.* […] *La cathédrale de notre ville, en tout cas, fut à peu près remplie par les fidèles pendant toute la semaine*[351] ».

La peste noire faillit dans le sud de la France occasionner la renaissance du catharisme :

« *Dans les villes, les processions de pénitents se multipliaient, mais Dieu restait sourd à leurs prières. Les églises étaient trop petites pour contenir ces foules apeurées, prêtes à tout pour échapper à la mort. Les rumeurs les plus folles circulaient ; on osait formuler tout haut les anciennes croyances cathares*[352] ».

D'autres choisirent l'insouciance :

« *Que les gens de Naples périssent, on en était fort désolé, mais il fallait bien qu'ils eussent péché affreusement pour mériter de Dieu pareil châtiment…*

---

[351] P. 74 & p. 76, in Camus Albert. *La peste*. Gallimard. 1963, 248 p.
[352] P. 84, in Bordes Gilbert. *La peste noire. La conjuration des Lys*. XO Éditions. 2006, 339 p.

Protégés croyaient-ils, par la présence du pape dans leur ville et la présomption de leur vertu, les Romains n'en continuèrent pas moins à vivre dans les fêtes et l'insouciance[353] ».

[353] Blas de Roblès Jean-Marie. *Là où les tigres sont chez eux*. Zulma. 2008, 896 p.

Les traitements et les vaccins

Les traitements

Durant les histoires des épidémies, les thérapeutiques utilisées ont souvent été des épreuves aussi pénibles que le fléau et sans certitude d'apporter la guérison. La découverte de médicaments efficaces remplaçant les traitements obsolètes était toujours un fait remarquable autant pour les malades que pour les soignants. Henry de Montherlant et Graham Greene décrivent l'examen assez rude d'un sujet suspect d'être atteint de la lèpre ainsi que les effets secondaires extrêmement pénibles d'un médicament, la Dapsone, qui fut en son temps le seul traitement efficace, traitement pénible, souvent mal supporté, mais efficient. La Dapsone fut à la lèpre ce que le Rimifon par exemple avait été pour la tuberculose :

« *Lobel (le médecin) lui fourra une ferblanterie dans le nez, lui pelota savamment les mains, lui donna, au creux du genou, de ces petits coups de marteau qui font se marrer les enfants. Puis il examina la macule. «Fermez les yeux». Il lui faisait des chatouilles avec une sorte d'épingle, sur la plaque et à côté. «Sentez-vous ?* [354] ».

« *Les tablettes de DDS n'étaient pas une médication simple. Les réactions produites par la drogue étaient souvent terribles. Quand elles se limitaient à des douleurs nerveuses, on pouvait traiter le malade à la*

[354] P. 137 & p. 147, in Montherlant (de) Henry. *Les jeunes filles. Les lépreuses*. Gallimard. 1939, 247 p.

cortisone, mais, dans certains cas, une sorte de folie s'emparait de son cerveau aux heures nocturnes[355] ».

« - *De quelle substance s'agit-il ?*

- *De la sulfone, appelée communément « Dapsone ». Cet antibiotique contient du soufre et peut être très toxique. Généralement l'amélioration n'arrive qu'au terme d'un long traitement*[356] ».

Dans le cas du sida ce sont les antibiotiques destinés à lutter contre les infections et d'autres médicaments, des antiviraux tel l'AZT[357] voués à lutter contre le VIH qui apportèrent l'espoir de rémission :

« *Ses yeux suivent le fil jusqu'à la bouteille en plastique suspendue. Des sulfamides contre le PCP. Au cas où. Avec un taux de T4 aussi bas, je suis désormais une cible facile pour le PCP*[358]*, le CMV*[359]*, le MAI*[360]*. Je suis un homme adulte terrifié par des mots de trois lettres*[361] ».

« *Mon frère allait de mieux en mieux ; l'AZT a dû produire son effet, il a forci, ses poumons encombrés se sont dégagés, les plaies de sa gorge ont commencé à*

---

[355] P. 197, in Greene Graham. *La saison des pluies* (*A Burnt-out Case* 1960) (Traduction de Marcelle Sibon). Robert Laffon. 2007, 378 p.
[356] P. 379, in Hislop Victoria. *L'Île des oubliés*. (*The Island* 2005. Traduction d'Alice Delarbre) Les Escales. 2013, 528 p.
[357] Azidothymidine ou Zidovudine.
[358] *Pneumocystis Carinii Pneumonia.*
[359] *Cyto-Megalo-Virus.*
[360] *Mycobacterium Avium-Intracellulare.*
[361] P. 119, in Tulchinsky Karen X. *À l'origine*. (*Love Ruins Everything* 1998. Traduction de Cécile Dumas). KTM éditions. 2004, 278 p.

disparaître. (Ma mère) lui a acheté un repas poulet frit […] *il a tout mangé*[362] ».

Le traitement coûteux et difficilement supporté est suivi par la réalisation de bilans biologiques complexes et d'examens endoscopiques qui ont transformé les sidéens en sorte de « dépiautés », ceux dont on voit l'intérieur :

« *Le lendemain matin, je vais à l'hôpital pour une prise de sang. On me fait des examens tous les trois mois. Le virus se multiplie tranquillement ; les lymphocytes T4 agents de défenses immunitaires diminuent lentement. J'ai de la chance ; j'aurais pu tomber sur une forme plus foudroyante de la maladie.* […] *J'ai rendez-vous à l'hôpital Tarnier. Les médecins sont trois derrière leur petite table en formica sur laquelle est posé mon dossier médical. Ils parlent entre eux de l'évolution de ma formule sanguine.* […] *mes lymphocytes T4 sont tombés à* $218/mm^3$*. Ils décident de me prescrire de l'AZT : douze comprimés par jour ; deux toutes les quatre heures ; la nuit, je devrais me réveiller pour les prendre. Pendant les premiers jours, je suis malade comme un chien : nausées, douleurs aux reins et aux muscles, anxiété et apathie mélangées. Ca passe peu à peu, mais je ne supporte plus ni l'alcool ni la drogue. J'arrête de prendre de la cocaïne*[363] ».

---

[362] P. 54, in *Mon frère*. (*My Brother* 1997. Traduction de Carasso Jean-Pierre et Huet Jacqueline), de Kincaid Jamaica, Éditions de l'Olivier/Le Seuil 2000, 192 p. *Mon frère* est le récit du sida de son frère.

[363] P. 174 & p. 211, in Collard Cyril. *Les nuits fauves*. Flammarion 1993, 253 p.

Hans Castorp, visite un sanatorium luxueux où l'on bénéficie du traitement *ad hoc*, celui appliqué au moment où se déroule l'action du roman de Thomas Mann aux patients atteints de tuberculose : le pneumothorax destiné à mettre le poumon atteint (ou le plus atteint) au repos :

« … *Je ne suis quand même pas encore bien portant. A gauche, en haut, où l'on entendait autrefois comme un râle, le son est encore un peu rauque, et n'est pas bien terrible, mais en bas, c'est encore très rauque, et puis dans le deuxième creux intercostal, il y a aussi des bruits.* » […] « *Ils font la cure de repos* […] *En temps ordinaire, moi aussi je reste étendu sur le balcon après dîner. Comment ? Par le brouillard et la nuit noire, vous vous étendez sur le balcon ?* […] *Oui, c'est la consigne. De huit à dix.* […] … *Hans Castorp s'arrêta soudain, immobilisé par un bruit anormalement atroce qui se faisait entendre à une faible distance, derrière un tournant du corridor, un bruit pas trop fort, mais d'une sorte si évidemment abominable que Hans Castorp fit une grimace et regarda son cousin avec des yeux dilatés. C'était une toux évidemment, la toux d'un homme ; mais une toux qui ressemblait à aucune autre que Hans Castorp eût jamais perçue, oui, une toux en comparaison avec laquelle tout autre toux qu'il avait entendue avait été le sain témoignage d'une magnifique vitalité, une toux sans conviction d'ailleurs, qui ne produisait pas de secousses régulières, mais qui sonnait comme un clapotis affreusement faible dans la bouillie d'une décomposition organique.* […] *Lorsqu'un poumon est entamé tu comprends, mais que l'autre est sain, on dispense le côté malade pendant quelque temps de son activité, pour le reposer. C'est-à-dire que l'on vous ouvre par une entaille, ici, sur le côté* […] *et puis l'on vous gonfle de gaz nitrogène* […] *le poumon amoché est mis hors activité.* […] *Il paraît qu'on a obtenu de très beaux résultats au moyen du pneumothorax.* [...] *Ce que son cousin venait de dire des vingt degrés semblait à Hans Castorp assez douteux, car il avait décidément plutôt froid, des frissons plusieurs fois, le parcoururent, tandis qu'il regardait sous les arceaux de bois de la galerie, dans cette humidité qui bruinait et s'infiltrait,* [...] *malgré toute cette humidité, il eût encore les joues sèches et brûlantes, comme s'il avait été assis dans une chambre surchauffée ! Il se sentait encore ridiculement fatigué par ces exercices avec les couvertures*[364] ».

Le sanatorium décrit par Thomas Mann n'a rien à voir avec l'établissement pour démunis, où l'on pratiquait également le pneumothorax, établissement où a séjourné Alphonse Boudard, ex-taulard :

« *Je risque pas question Brévannes de me lancer dans les broderies... en rajouter dans le sordide pour émoustiller l'apathique lecteur. Ce dépotoir ! Quinze cents malades, vieillards, rebuts, incurables grabataires entassés là, lugubres dans des baraquements genre stalag*[365] ».

---

[364] P. 12, p. 15, p. 18, p. 60 & pp. 119-120, in *La montagne magique.* (*Der Zauberberg* 1924. Traduction de Maurice Betz). Arthème Fayard. 1931 (1999), 820 p. *La montagne magique* raconte comment, à l'occasion d'une visite rendue à un parent dans un sanatorium le héros Hans Castorp, fasciné par le lieu et les malades contracte la tuberculose. Hans Castorp croise, durant son long séjour, une série de personnages insolites.

[365] P. 87, in *L'hôpital - Une hostobiographie.* La Table Ronde. 1972, 326 p. d'Alphonse Boudard (1925-2000). Fils de père inconnu et d'une prostituée, élevé par ses grands-parents, il s'engage très jeune dans la résistance puis est incorporé aux troupes du colonel Fabien avant de rejoindre les commandos de France du général de Lattre. Il obtient alors la médaille militaire. Démobilisé il devient cambrioleur, fait de la prison, est hospitalisé pour une tuberculose pulmonaire. I écrit des romans inspirés de sa vie de soldat, de petit voyou, de taulard

Plus tard les antibiotiques antituberculeux libérèrent Boudard et ses compères malades du bacille de Koch. :

« *Oui, vous avez bien lu la phtisie... pour les illettrés je signale qu'il s'agit de la tuberculose. En ces années 50 elle tenait encore bon la rampe, la salope ! la grande période de mortalité s'éloignait, mais les sanatoriums fonctionnaient encore à plein. Avant de terrasser les bacilles de Koch, il faudra plus d'une décennie et l'artillerie lourde de tous les antibiotiques. Mais je parle trop vite... ça finit jamais les fléaux, la tuberculose nous revient aujourd'hui en passant par l'Afrique et la Russie libérée*[366] ».

Les vaccins

« *L'épidémie a un pied sur le port ; elle étend l'autre pied vers nous. Barclay, l'ombre de Barclay, hoche pensivement la tête dans un reflet. « Demain, monsieur, on me vaccine... sacré dieu. Je ne veux pas crever ! » Et nous ? Il est indispensable que le capitaine se procure du vaccin*[367] ».

---

et de malade. *L'hôpital* raconte dans un style argotique le parcours d'un tuberculeux dans les hôpitaux parisiens et les sanatoriums de l'après-guerre. Il s'agit d'un récit de souffrances qui ne cesse d'être drôle.

[366] Boudard Alphonse. *Chère visiteuse*. Du Rocher 1999, 335 p. *Chère visiteuse* narre les aventures d'une riche aristocrate cinquantenaire qui veut expier ses pêchés en devenant visiteuse de prison afin de sauver les délinquants. Envoûtée par le charme d'un voyou qu'elle désire assister c'est elle qui tombe sans le déduit et l'indignité.

[367] P. 40 in Masson Loys. *Les tortues*. Robert Laffont. 1956, 286 p.

À la fin des années cinquante on crut que grâce aux médicaments antimicrobiens on connaîtrait la fin des maladies infectieuses. On se trompait, c'est admis aujourd'hui. Croire en la disparition de tous les microbes délétères est, nous la savons, du domaine de l'illusion. Plus tard, à la fin des années soixante-dix on espéra éviter certaines épidémies et cela à la faveur de vaccinations. L'idée prédominante était qu'on ferait disparaître les épidémies à réservoir humain[368] telle la variole. Si on peut raisonnablement espérer éradiquer bientôt la poliomyélite, la diphtérie, la rougeole, c'est-à-dire éviter au bas mot trois millions de morts par an, la vaccination ne parvient pas encore à nous protéger contre toutes les épidémies comme le choléra, le sida, Ebola, pathologies vis-à-vis desquelles n'existent pas encore de vaccin ou des vaccins partiellement inefficaces. De plus beaucoup des agents responsables d'épidémies ont un réservoir animal, c'est le cas de la peste par exemple qui est avant tout une maladie des rongeurs.

Entre 1967 et 1977, l'OMS mena une campagne de vaccination contre la variole. La démarche de l'institution fut planétaire, elle aboutit à l'immunisation de 80 % de la population mondiale et par là, à l'éradication de la maladie. On parvint à ce résultat sensationnel parce qu'on avait, dans ce cas particulier, un avantage stratégique : le virus de la variole ne touche que l'espèce humaine qui constitue son seul réservoir. En vaccinant les hommes on « couvrait » donc la totalité du terrain de la maladie. Le 26 octobre 1979, le directeur général de l'OMS confirma le succès et proclama la disparition de la variole le 8 mai 1980. Avec un budget de 300 millions de dollars, 80 fois

---

[368] Un agent infectieux à réservoir humain n'est hébergé que par l'espèce humaine et ne peut trouver asile chez une autre espèce.

plus faible que celui de la conquête de la lune, l'OMS réussit un coup magistral. La réalité nous contraint toutefois à tempérer cet enthousiasme. La maladie a disparu, certes, mais pas le virus. Il est toujours présent (et dangereux) dans la nature, particulièrement dans le pergélisol hébergé par des dépouilles humaines conservées naturellement à basse température.

Longtemps les populations ont été hostiles aux vaccinations. Ce fut le cas lors de l'épidémie de variole au Québec en 1885. Face aux autorités civiles (anglophones) et religieuses (francophones) conseillant aux habitants de Montréal de se faire vacciner :

« *Un curé parle aux fidèles : « Les autorités civiles de notre ville ont sollicité le soutien de sa grandeur, monseigneur Fabre, dans la lutte menée contre l'épidémie de variole. C'est à la demande de ce dernier que je vous rappelle l'importance de vous faire vacciner, de même que vos enfants. Aucun moyen, après la prière bien sûr, n'est plus efficace que le vaccin pour se protéger de la contagion*[369] ».

On croyait que se faire vacciner provoquerait l'acquisition de caractères bovins :

---

[369] Charland Jean-Pierre. *Félicité,* Tome 2 *: La grande ville*. Hurtubise Editions HMH 2014, 550 p. En 1885 il y eut une grave épidémie de variole à Montréal. La politique et la religion se mêlèrent aux problèmes de santé. On connût un conflit Anglo-Français larvé. C'est-à-dire une opposition entre les pro-vaccination (anglophones) versus les anti-vaccination (francophones), autrement dit une opposition entre les protestants et les catholiques accompagnée de propos « racistes » de la presse anglaise.

« Toutes les ménagères croisées au marché pestaient contre cette procédure étrange, dégoûtante même, mettre un morceau de vache dans les gens.

- Il était question de vaccination n'est-ce pas ?

- Oui. La petite ne veut absolument pas en entendre parler. Selon elle, des filles de l'école étaient toutes enflées, après ça.

- J'ai aussi lu des choses à ce sujet [...]

- Depuis la mort de la petite Robichaud, je m'inquiète, vous comprenez [...]. *Partir si vite...*

- Je comprends très bien. Moi-même, si j'avais des enfants, je me demanderais quelle décision prendre.

- Cette vaccination, vous savez c'est quoi ? [...]

- J'ai lu quelques articles dans les journaux [...]. *Il semble qu'une même personne n'attrape jamais la variole deux fois.*

- Alors vacciner, c'est donner la maladie aujourd'hui afin de protéger une personne pour le futur.

- On donne la maladie pour empêcher de l'attraper ensuite. [...] *Dieu seul donne la maladie et la santé. Que des médecins prétendent offrir l'immunité en insérant un peu de chair de vache sous la peau est non seulement sacrilège mais stupide. Quand quelqu'un meurt de la variole, c'est une punition de Dieu.* [...] *Pour désigner l'apparition de traits bovins chez les immunisés, les auteurs parlaient de « minautorisation », en référence à l'être mythique de l'Antiquité doté d'un corps humain et d'une tête de taureau.* [...] *Ne laissez pas vos enfants se faire vacciner ! La vaccination est non seulement un acte non naturel, sale et impur, mais elle est dangereuse pour la santé et la vie. Des douzaines d'enfants montréalais ont été infectés par la répugnante maladie à cause de la*

vaccination. Ne laissez pas vos enfants se faire empoisonner par la vile putrescence d'une bête ou par le venin syphilitique d'hommes malpropres [...]. *La vaccination est en dehors du domaine de la science ; on doit la classer avec les incantations, les sorts et la sorcellerie. Elle n'est en aucune façon un moyen de prévenir la variole, car elle a fait des milliers de victimes parmi ceux qui portaient la marque de la bête sur le corps*[370] ».

L'épidémie de variole de Montréal (1872-1875) ne fit qu'exacerber l'antagonisme entre francophones et anglophones. Les premiers, généralement pauvres et incultes s'opposaient à la vaccination alors que les seconds le plus souvent riches et appartenant à la classe des dominants-possédants considéraient les francophones comme des demeurés vivant dans la crasse et, par là, responsables de l'épidémie.

De nos jours, après que la vaccination ait été largement acceptée, on connaît de nouveau une hostilité générale :

« *La santé publique dans les société occidentales prend progressivement la mesure de ses insuccès.* [...] *Les campagnes de vaccination massive contre les maladies infectieuses* [...] *rencontrent des résistances malgré l'« évidence » des bénéfices pour l'enfant*[371] ».

À la suite de la période initiale de la vaccination où la méfiance était de règle, on connut une adhésion dominante, une espérance sincère se fondant sur les

---

[370] Charland Jean-Pierre. *Félicité, Tome 2 : La grande ville*. Hurtubise Editions HMH 2014, 550 p.

[371] P. 1, in Massé Raymond. *Culture et santé publique*. Gaétan Morin Éditeur. Montréal 1995, 499 p.

histoires enjolivées des savants un peu démiurges. Ce fut le cas de la vaccination antirabique. En France la vaccination contre la rage due à Louis Pasteur fut avec de BCG, vaccin antituberculeux produit par Calmette et Guérin une des raisons de fierté nationale. La rage c'était le vaccin de Pasteur, c'était le vaccin français, comme pour les Américains le vaccin contre la poliomyélite est devenu leur vaccin. La vie de Pasteur le bienfaiteur a été pour Sacha Guitry[372] le prétexte d'une de ses pièces biographiques intitulée *Pasteur*[373] après celles consacrées à *Béranger* et à *La Fontaine*. La pièce est par conséquent une ode à la vaccination, elle fut jouée pour la première fois en 1919 et Lucien Guitry tenait le rôle de Louis Pasteur.

L'action se déroule durant le troisième acte, deux ans après que Pasteur a soigné et guéri Joseph Meister mordu par un loup enragé :

Joseph : - *Bonjour, monsieur Pasteur...*

Pasteur : - *Approche un peu, petit, je te vois mal... Mais... tu es bien ?*

Joseph : - *Je suis le fils Meister !..*

Pasteur : - *Oh !... Mon petit... viens vite... viens... que je te regarde... viens... tu n'es pas malade, j'espère ?*

Joseph : - *Mais non, monsieur Pasteur, au contraire... c'est parce que je vais très bien que je viens...*

---

[372] Sacha Guitry (1885 – 1957) était le fils d'un célèbre acteur, Lucien Guitry. Il fut dramaturge, metteur en scène et acteur de beaucoup de ses propres pièces de théâtre. Certains, comme *Pasteur*, furent écrites pour son père. Il fut également l'acteur des films qu'il tourna.

[373] Guitry Sacha. *Pasteur* (Acte III, scène VI). Stock 1939.

Pasteur : - *Ah !... Que c'est bien, ça... que c'est gentil de venir me voir !... Tu viens me montrer, n'est-ce pas, comme tu vas bien ?*

Joseph : - *Mais oui, monsieur Pasteur !...*

Pasteur : - *C'est mon petit... vous vous souvenez... le premier... que j'ai... sauvé !... Et tu vas très bien, n'est-ce pas, maintenant ?*

Joseph : - *Oh ! oui, monsieur Pasteur...*

Outre l'émotion de Pasteur la pièce témoigne du succès du savant et de sa vaccination ainsi que de la reconnaissance du vacciné. Il était grâce au vaccin le premier « sauvé » de la rage, une maladie alors constamment mortelle. Au spectateur d'aujourd'hui, la pièce de Sacha Guitry paraîtra bien surannée car la période actuelle n'est plus, pour la majorité, à une adhésion aveugle à la vaccination. Maintenant on préfère oublier ce qui fut positif c'est ainsi que le 11 mai 2010, lors d'une séance de l'Académie de Médecine dédiée à la vaccination[374] on se posa la question suivante : jusqu'où peut aller le refus vaccinal en France ? L'interrogation fut inspirée par une observation désolante mais indiscutable : nous disposons de vaccins plus nombreux et dont la qualité n'a cessé de s'améliorer mais les Français sont plus réticents que naguère à être vaccinés. La communication du rapporteur fut ainsi résumée :

« *Les refus de vaccination ont pour principale conséquence l'insuffisance de la couverture vaccinale. Le*

---

[374] Bégué Pierre. *Conséquences des oppositions vaccinales en France. Comment maintenir une couverture vaccinale en 2010.* Communication présentée lors de la séance thématique du mardi 11 mai 2010 (Vaccinations et société). Bulletin de l'Académie Nationale de Médecine. Paris. Mai 2010.

bénéfice collectif d'une vaccination n'est obtenu qu'au prix d'une couverture vaccinale efficace et maintenue. Son insuffisance conduit à la persistance des maladies et parfois à leur glissement vers l'âge adulte. C'est actuellement le cas de la rougeole en Europe où certains pays, dont la France. […] La récente polémique sur la vaccination de la grippe pandémique H1N1 a démontré que le public et les médias sont beaucoup plus sensibles aux inconvénients hypothétiques de la vaccination qu'à son avantage. Une réflexion éthique et politique s'impose conjointement pour parvenir à une prévention vaccinale moderne efficace et acceptable au XXIe siècle ».

Nous envisagerons plus loin l'attitude déplorable, selon nous, du refus vaccinal. Disons simplement ici qu'il s'agit non seulement de soupçons sur l'innocuité des vaccins et/ou la réalité de leurs vertus protectrices mais que le refus est souvent la conséquence d'une « inquiétude » vague et irrationnelle engendrée par d'obscures références ésotériques ou de suspicions à propos de côtés fructueux, mais illicites à tous les niveaux, que pourraient, selon le public, cacher les campagnes de vaccination. Beaucoup des concitoyens de Louis Pasteur sont hostiles aux vaccins ! Ils ne sont pas les seuls en Europe et dans le monde.

Pour l'instant limitons nous à une lecture de la note qui précède en soulignant trois mots essentiels : « *bénéfice collectif d'une vaccination* ». Cela paraît aller de soi mais une vaccination n'a de sens que si elle rassemble le plus grand nombre d'individus sur un territoire où l'on souhaite ralentir l'extension d'une maladie infectieuse, voire éradiquer ladite maladie. La vaccination est donc l'affaire de tous car elle modifie au sein d'une population[375] ce que nous pouvons nommer démorésilience.

Tout le monde ne peut évidemment pas, comme Arthur Koestler, trouver à la vaccination un apport esthétique, nous sommes là dans le domaine de l'anecdote :

« *J'étais fasciné en effet, par le tatouage délicat et symétrique que la vaccination antivariolique avait laissé sur le bras de Véro et, à un moindre degré, par les cicatrices de même origine, que je voyais sur d'autres enfants. C'est, je crois, le seul cas de fétichisme de vaccin connu dans la littérature psychiatrique. Je garde une certaine faiblesse pour ces marques bien dessinées et préfère les triangles aux cercles ; quant aux pentagones ils constituent une rareté et un délice pour le connaisseur*[376] ».

---

[375] Par population nous entendons, selon Joan Roughgarden, un biologiste évolutionniste américain, un ensemble d'individus fonctionnant comme une unité du point de vue évolutif et écologique. (Roughgarden J. *Theory of Population Genetics and Evolutionary Ecology: an Introduction.* 1st ed. Prentice Hall. New York 1979.), 600 p.

[376] In *La corde raide.* (*Arrow in the Blue* 1969. Traduction de Denise Van Moppès) in Œuvres autobiographiques. Robert Laffont 1994, 1406 p. D'Arthur Koestler (1905-1983). Né à Budapest dans une famille juive, il milite pour le sionisme puis adhère au parti communiste allemand, devient journaliste et couvre la guerre civile espagnole. Interné en France durant le début de la seconde guerre mondiale il s'engage dans la légion étrangère puis regagne Londres. La publication en 1940 de *Le Zéro et l'infini* dénonçant le stalinisme durant la guerre froide lui vaut un énorme succès et beaucoup d'inimitiés. Il vivra en Angleterre, curieux de parapsychologie. Partisan de l'euthanasie, se sachant atteint de la maladie de Parkinson et de leucémie, il met fin à ses jours. *La corde raide* est un récit autobiographique.

La notion de démorésilence abordée au début de cet ouvrage nous a révélé que la vaccination s'inspirait d'un comportement altruiste, on se vaccine pour soi certes mais, ce faisant, on contribue à la protection des autres. Malheureusement aujourd'hui on est de « *culture narcissique et individualiste*[377] », on rejette les travaux des dévoués Calmette et Guérin pour « *les thérapies en tout genre et les nouvelles formes de religiosité diffuse*[378] ».

Nous sommes loin, avec les « baba cool » européens, de ceux dont les oppositions au vaccin avaient jadis une justification religieuse institutionnelle :

Un médecin parle : « Et comment s'y prendrait-on pour obtenir des indigènes qu'ils viennent se faire vacciner ? Vous savez ce qui s'est passé à Santareya : ils se sont tous défilés. Ils ont une horreur profonde du vaccin : ils prétendent que c'est une pratique irréligieuse, que le sang d'un homme doit rester pur[379] ».

Voltaire plus ouvert aux faits de son temps avait rapporté que certains peuples utilisaient l'inoculation (une variante dangereuse de la vaccination) pour protéger les enfants de la variole. Il rapporte dans sa XIe lettre philosophique comment l'inoculation a été connue en Europe :

« *Les femmes de Circassie sont de temps immémorial dans l'usage de donner la petite vérole à leurs enfants, même à l'âge de six mois, en leur faisant une incision au bras, et en insérant dans cette incision une pustule qu'elles ont soigneusement enlevée du corps d'un autre enfant.* [...] *Ce qui a introduit en Circassie cette*

[377] P. 29, in Le Goff Jean-Pierre. *Malaise dans la démocratie*. Stock 2016, 272 p.
[378] Ibid, p. 13.
[379] Sartre Jean-Paul. *Typhus*. Gallimard. 2007, 208 p.

coutume, qui paraît si étrange à d'autres peuples, est pourtant une cause commune à toute la terre, c'est la tendresse maternelle et l'intérêt. [...]. *Les Turcs, qui sont gens sensés, adoptèrent bientôt après cette coutume, et aujourd'hui il n'y a point de Bacha, dans Constantinople, qui ne donne la petite vérole à son fils et à sa fille en les faisant sevrer.* [...] *Tout ce que j'ai à dire sur cette matière, c'est que, dans le commencement du règne de Georges Ier, Mme de Wortley-Montaigu, une des femmes d'Angleterre qui a le plus d'esprit et le plus de force dans l'esprit, étant avec son mari en ambassade à Constantinople, s'avisa de donner sans scrupule la petite vérole à un enfant dont elle était accouchée en ce pays* [...] *Cette dame, de retour à Londres, fit part de son expérience à la princesse de Galles, qui est aujourd'hui reine.* [...] *La princesse, assurée de l'utilité de cette épreuve, fit inoculer ses enfants: l'Angleterre suivit son exemple, et, depuis ce temps, dix mille enfants de famille au moins doivent ainsi la vie à la reine et à Mme Wortley-Montaigu, et autant de filles leur doivent leur beauté.* [...][380] ».

Depuis cette période ancestrale la vaccination a fait d'énormes progrès, certes on n'est pas parvenu, du moins pas encore, à mettre au point un vaccin contre le sida mais le jour ou celui-ci existera on lui reprochera de permettre l'enrichissement de l'industrie pharmaceutique en oubliant par exemple qu'en achetant une automobile on enrichit les marchands de véhicules :

« *Le sida* [...] *commence à rapporter aussi. Il y aura des milliards et des milliards pour le pays qui mettra*

[380] Voltaire. *XIe Lettre Philosophique sur l'Introduction de la petite vérole*. Lettres philosophiques. Flammarion. 1964, 187 p.

le premier au point le vaccin. Les personnes qui vont s'engraisser sur le sida seront bien plus nombreuses que celles qui en seront mortes[381] ».

Ce qu'écrit Dominique Fernandez à propos du vaccin contre le sida, il aurait pu également le dire au sujet du cancer et d'autres maladies invalidantes. Il y aura toujours des personnes qui « s'engraisseront » en commercialisant des médicaments divers et variés, enrichissement à moitié condamnable si les médicaments en question s'avèrent utiles, ce qui hélas n'est pas toujours le cas.

[381] Fernandez Dominique. *La gloire du paria*. Grasset. 1987, 250 p.

Les allégories d'épidémies au théâtre

« Le théâtre et son double » d'Antonin Artaud

À l'occasion d'une conférence Antonin Artaud a comparé le théâtre à la peste, particulièrement à celle ayant frappé Marseille en 1720, épidémie consécutive à l'arrivée du *Grand Saint Antoine*, navire porteur des pestiférés. Pour l'auteur, en résumant, il existe une analogie entre la peste et le théâtre. Tous deux créent une crise, par bien des côtés épidémique, dans un climat d'affrontements tragiques précédant une résolution heureuse ou catastrophique. Lors de ses réflexions sur l'épidémie provençale, Artaud a tout d'abord été interpellé par les événements ayant précédé l'arrivée du navire contaminant. Le bâtiment chargé d'étoffes provenant de Syrie se dirigeait vers le port phocéen mais auparavant le capitaine souhaitait faire escale à Cagliari. Ce fut impossible car la nuit précédente le vice-roi de Sardaigne avait fait un cauchemar dans lequel la peste ravageait l'île. C'est ce que nous raconte Eugène Guinot :

Il était arrivé au Grand-Saint-Antoine une singulière aventure durant son voyage. Avant de se diriger vers Marseille, il avait voulu relâcher à l'île de Sardaigne, et s'était présenté devant Cagliari, demandant à entrer dans le port. Il y avait alors à Cagliari un certain vice-roi, nommé M. de Saint-Rémis, bon homme s'il en fut, pétri des superstitions les plus bourgeoises, vrai vice-roi d'Yvetot, qui ne faisait rien sans consulter Jeanneton. Or, à l'heure même où le capitaine Chataud se présentait devant Cagliari, M. le vice-roi se réveillait d'un sommeil fort agité et sortait tout ému des étreintes d'un affreux cauchemar. Il avait rêvé que la peste dévorait la

Sardaigne. Le brave homme en était tout pâle et racontait à sa servante ce songe épouvantable, lorsque son chancelier vint lui dire qu'un bâtiment français demandait à entrer dans le port.

- Un bâtiment ! s'écria le judicieux vice-roi, voilà mon rêve expliqué ; voilà la peste que j'ai rêvée ; c'était un avertissement du ciel !

Jeanneton fut de cet avis et le chancelier eut ordre, non-seulement d'empêcher le Grand-Saint-Antoine d'entrer dans le port, mais encore de le faire couler bas à coups de canon, s'il ne délogeait au plus vite de la rade. Alors le capitaine Chataud vint droit à Marseille[382].

La peste se déclara peu après le débarquement de la cargaison du Grand Saint Antoine. Nous avons lu la narration par Chateaubriand des événements dramatiques consécutifs à l'introduction du bacille de Yersin dans la cité phocéenne. Fallait-il que son rêve ait impressionné le vice-roi de Sardaigne pour qu'il soit prêt, sur la conviction qu'il acquit à la suite d'un cauchemar, à canonner un navire marchand. Pour Artaud le rêve prémonitoire du vice-roi démontrait que la peste ainsi que tout autre fait maladif naissait des sociétés où elle s'abattait. En somme la peste serait le produit de la pensée et l'expérience théâtrale est comparable à la peste dans son origine et ses conséquences. Reconnaissons que la description de la maladie par Artaud a une apparence délirante et c'est le cas de le dire proprement surréaliste. D'ailleurs la conférence aurait été « jouée » par Artaud et aurait déclenché l'hilarité du public :

« *La peste établie dans une cité, les cadres*

[382] Guinot Eugène. La Revue Française. 1835 Vol 4 p. 105.

réguliers s'effondrent, il n'y a plus de voirie, d'armée, de police, de municipalité ; des bûchers s'allument pour brûler les morts, au hasard des bras disponibles. Chaque famille veut avoir le sien. Puis le bois, la place et la flamme se raréfiant, il y a des luttes de famille autour des bûchers, bientôt suivies d'une fuite générale, car les cadavres sont trop nombreux. Déjà les morts encombrent les rues, en pyramides croulantes que les bêtes rongent sur les bords. Leur puanteur monte en l'air comme une flamme. Des rues entières sont barrées par des entassements des morts. C'est alors que les maisons s'ouvrent, que les pestiférés délirants, l'esprit chargé d'imaginations affreuses, se répandent en hurlant par les rues. Le mal qui leur travaille les viscères, qui roule dans leur organisme entier, se libère en fusées par l'esprit. D'autres pestiférés qui, sans bubons, sans douleur, sans délire et sans pétéchies, se regardent orgueilleusement dans des glaces, se sentant crever de santé, tombent morts avec dans leurs mains leur plat à barbe, pleins de mépris pour les autres pestiférés[383] ».

Après une description hallucinée des ravages de la maladie, de ses effets sur les corps et sur les esprits, Artaud s'appuie sur Saint Augustin pour suggérer l'idée

---

[383] P. 515, in *Le théâtre et son double*. Gallimard. 1985, 251 p. D'Antonin Artaud (1896-1948). Écrivain, metteur en scène et poète français né à Marseille. Il est malade dès l'enfance (syphilis congénitale diront des médecins) il est soigné par une technique barbare faisant appel à l'électricité. Plus tard, dépressif il séjourne dans différents établissements de santé. Il s'installe à Paris, il est extrêmement productif et imaginatif. Travaille avec Charles Dullin, Alfred Jarry. En 1924 il « entre » en littérature et va connaître sa période surréaliste. Dès 1937 Artaud alternera les internements et les succès. Il meurt par une prise exagérée et involontaire d'un médicament. *Le Théâtre et son double* est une série d'essais écrit publiée en 1938 dans laquelle l'auteur développe le concept de théâtre de la cruauté.

d'une éruption cathartique, en tout point comparable à celle que peut déchaîner le théâtre de la cruauté qu'il appelle de ses vœux :

« *Saint Augustin (...) accuse [une] similitude d'action entre la peste qui tue sans détruire d'organes et le théâtre qui, sans tuer, provoque dans l'esprit non seulement d'un individu, mais d'un peuple, les plus mystérieuses altérations*[384] ».

Antonin Artaud, en accord avec sa conception de théâtre de la cruauté, fait de la peste un phénomène positif. En ce sens, l'expérience théâtrale est assimilable à la peste. De même que la peste le théâtre est fait pour vider collectivement des abcès, pour dénouer les crises, par la mort ou la guérison. Il va de soi que la métaphore s'arrête là. Sans contester le moins du monde le génie d'Antonin Artaud nous conviendrons qu'il y a entre « sa peste » et ce que vécut l'humanité lors de pandémies maintenant connues un abîme qui par bien des côté est celui qui sépare l'homme vivant au quotidien les difficultés et les calamités du moment et celui qui, cédant à son intelligence, son imagination féconde, écrit ce qu'il croit ou qu'il veut croire, mais pas infailliblement ce qui eut cours.

« L'état de siège » d'Albert Camus

Albert Camus a également « théâtralisé » la peste dans une pièce consacrée à la peur générée par un régime totalitaire. Voici ce qu'écrit l'auteur en avertissement lors de la publication de sa pièce :

---

[384] Pp. 35-36, in *Le théâtre et son double.* Gallimard 1985 d'Antonin Artaud (1896-1948), 251 p.

« En 1941, Barrault eut l'idée de monter un spectacle autour du mythe de la peste, qui avait tenté aussi Antonin Artaud. Dans les années qui suivirent, il lui parut plus simple d'adapter à cet effet le grand livre de Daniel Defoe, « Le journal de l'année de la peste » Il fit alors le canevas d'une mise en scène. Lorsqu'il apprit que, de mon côté, j'allais publier un roman sur le même thème, il m'offrit d'écrire des dialogues autour de ce canevas. J'avais d'autres idées et, en particulier, il me paraissait préférable d'oublier Daniel Defoe et de revenir à la première conception de Barrault.

Il s'agissait, en somme, d'imaginer un mythe qui puisse être intelligible pour tous les spectateurs de 1948. L'État de siège est l'illustration de cette tentative, dont j'ai la faiblesse de croire qu'elle mérite qu'on s'y intéresse.

Mais :

1° Il doit être clair que l'État de siège, quoiqu'on en ait dit, n'est à aucun degré une adaptation de mon roman.

2° Il ne s'agit pas d'une pièce de structure traditionnelle, mais d'un spectacle dont l'ambition avouée est de mêler toutes les formes d'expression dramatique depuis le monologue lyrique jusqu'au théâtre collectif, en passant par le jeu muet, le simple dialogue, la farce et le chœur.

3° S'il est vrai que j'aie écrit tout le texte, il reste que le nom de Barrault devrait, en toute justice, être réuni au mien. Cela n'a pu se faire, pour des raisons qui m'ont paru respectables. Mais il me revient de dire clairement que je reste le débiteur de Jean-Louis Barrault. 20 novembre 1948. A. C[385] ».

---

[385] p 10. In *Avertissement* d'Albert Camus à « *L'État de siège* ». Gallimard 1948, 221 p.

C'est dans la ville de Cadix connue pour sa résistance à l'occupation napoléonienne, que Camus situe la pièce créée à Paris en 1948. Camus y fait une critique féroce des régimes autoritaires et des tyrans et célèbre la résistance, la révolte et la liberté de conscience. La peste métaphorique possède les canons d'un dictateur impitoyable, elle nous dit :

« *Depuis des millénaires, j'ai couvert de charniers vos villes et vos champs. Mes morts ont fécondé les sables de la Lybie et de la noire Ethiopie. La terre de Perse est encore grasse de la sueur de mes cadavres. J'ai rempli Athènes des feux de purification, Allumé sur ses plages des milliers de bûchers funèbres, couvert la mer grecque de cendres humaines jusqu'à la rendre grise. Les dieux, les pauvres dieux eux-mêmes, en étaient dégoutés jusqu'au cœur. Et quand les cathédrales ont succédé aux temples, mes cavaliers noirs les ont remplies de corps hurlants. Sur les cinq continents, à longueur de siècles, j'ai tué sans répit et sans énervement.* [...] *La peste : Un jour viendra peut-être où tout sacrifice vous paraitra vain, ou le cri interminable de vos sales révoltes se sera tu enfin. Ce jour-là, je règnerai vraiment dans le silence définitif de la servitude. C'est une question d'obstination, n'est-ce pas ? Mais soyez tranquilles. J'ai le front bas des entêtés. »* (C'est la peste qui parle)[386] ».

L'état de siège raconte donc un état totalitaire (la pièce fut écrite après la seconde guerre mondiale). Le pouvoir est pris par un individu (métaphorisé par la peste) qui asservit un peuple atone. La pièce se déroule en Andalousie, Camus songeait-il à Franco ? C'est ce qui

---

[386] P. 180 & p 181, in Camus Albert. *L'état de siège*. Gallimard. 1998, 221 p.

s'écrit. Ce qui est quelque part absurde c'est d'une part que la pièce antifranquiste fut mal accueillie, mais que d'autre part Franco demeura au pouvoir jusqu'en 1975 comme si les bien pensants avaient abandonnées les victimes de « *L'état de siège* ».

« *L'épidémie* » d'Octave Mirbeau

« *L'épidémie* » d'Octave Mirbeau est une pièce en un acte créée en 1898. L'action se déroule dans un port de guerre où survient une épidémie de typhoïde dans la caserne da la marine. Le maire réunit le conseil municipal qui se bat l'œil de la typhoïde tant que l'épidémie n'affecte que les marins. Le médecin local, nommé Triceps, membre élu de l'assemblée tient devant les membres du conseil, des propos stupides et inconsistants :

Le maire : « *L'épidémie est sur l'arsenal et, principalement sur la caserne de l'artillerie de marine ?* [...]

Le conseil : *Il fallait le dire tout de suite et nous épargner d'inutiles angoisses* [...] *Et l'arsenal n'est pas la ville... la caserne n'est pas la ville... Et puis, il y a tous les ans des épidémies sur la caserne... Nous n'y pouvons rien... Cela ne nous regarde pas.*

Le docteur Triceps : *Aujourd'hui la science est aux microbes, à l'eau de source, aux logements salubres... à l'an-ti-sep-tie !... à l'hygiène !...* [...] *Nos pères, Messieurs, ignoraient ces choses... Ils ignoraient les bacilles, les bouillons de culture, les sérums, les inoculations, les vaccinations, les microbiographies et les commissions d'hygiène ! Ils se contentaient des maisons et de l'eau qu'ils avaient !... Ils ne prenaient même pas de bains !... comprenez-vous ?... Or l'histoire ne nous dit pas qu'ils se soient plus mal portés pour cela !... Au contraire !* ».

Puis durant la réunion on apprend la mort par la typhoïde d'un médiocre bourgeois. Alors l'attitude de tous les élus change radicalement. On passe de l'égoïsme détestable à une pseudo-générosité consternante. L'ensemble constitue une farce noire.

Le docteur Triceps : « *Maintenant messieurs, il ne faut pas nous laisser abattre par cette mort imprévue et irrégulière !... Nous devons lutter. Aux circonstances douloureuses, opposons les résolutions viriles ! Il nous faut de l'argent ! Il faudra démolir les vieux quartiers de la ville, ces foyers d'infection !* [...] *Et les reconstruire ! Percer de vastes boulevards. Aérer les cours... immuniser les égouts. Désagglomérer les collèges, les couvents... les maisons de prostitution... Les casernes... Il faudra faire jaillir de partout des sources d'eau pure... des sources larges et profondes comme la mer. Des entrepôts d'acide phénique... des laboratoires de chimie an-ti-sep-tique !... Nous établirons des conseils d'hygiène – d'hy-giè-ne – en permanence. Votons... Guerre aux microbes !... Guerre à la mort !... Vive la science !...*[387] ».

La pièce est une critique d'un groupe de bourgeois rassemblés à l'occasion du conseil municipal. C'est l'occasion pour l'auteur de mettre en scène des élus cyniques et véreux, des fonctionnaires abjects et un médecin détestable qui est le seul personnage désigné par son nom de famille, nom correspondant à un muscle

---

[387] P. 20 & pp 34-38, in Mirbeau Octave. *L'épidémie*. Charpentier et Fasquelle 1898, 40 p. Octave Mirbeau, (1848-1917) fut un écrivain critique et pamphlétaire littérairement inclassable connu pour ses écrits considérés comme subversifs dont *Le journal d'une femme de chambre*.

complexe des membres[388]. Les personnages de Mirbeau sont antipathiques à souhait et nous comprenons qu'une telle pièce, associée aux autres écrits de Mirbeau, à son théâtre marginal, socialiste voire anarchiste ait contribué à la fois à son succès puis à son oubli organisé par les institutions. Le père d'Octave Mirbeau fut officier de santé et nous pouvons imaginer que le fils a entendu le père évoquer les problèmes de « santé publique » et d'« épidémiologie » ainsi que des controverses à propos des travaux de Pasteur et que ces éléments ont nourri son imagination.

Les trois auteurs cités dans ce paragraphe ont choisi deux agents épidémiques : la peste et la typhoïde. Il est évident que leur affaire majeure ne fut point la description des épidémies en considérant l'aspect de la symptomatologie d'une foule aux abois. La métaphore pour Artaud et Camus imposait le choix de la peste, il allait de soi pour choisir un mal qui frappe vite et fort. La peste, la grande niveleuse est l'archétype du tueur épidémique semant l'épouvante. Comme nous le mentionnions déjà au sujet de la grippe on peut s'étonner que les deux auteurs, hommes du XXe siècle n'aient point choisi la grippe espagnole, sinon la grippe tout court, comme personnage central de leur tragédie. Nous avons évoqué les diverses raisons de ce qui apparaît comme un désintérêt pour la grippe pouvant être exceptionnellement dangereuse. Il ne s'agit pas ici de reprocher à Camus ou à Artaud l'apparente ignorance d'un fléau comme la grippe espagnole, responsable d'un grand ravage que pourtant même les savants ont longtemps dédaigné. Après tout, pourquoi se priver de la peste si symbolique qu'elle était déjà chantée par les rhapsodes.

---

[388] Triceps brachial au bras, triceps sural à la jambe.

Le choix de Mirbeau est, nous l'avons évoqué, possiblement lié à la profession de son père. Dans « *L'épidémie* » la matière est différente de celles des deux autres écrivains. Il y a désir métaphorique certes, mais le personnage central n'est pas l'épidémie, ça n'est pas la typhoïde mais le docteur Triceps, un médecin que le spectateur de la pièce ne peut que détester. Dans la pièce la typhoïde tient le second rôle. Triceps n'a rien de la drôlerie cynique de Knock ni de l'affabilité du brave docteur Horace Bianchon de la « *Comédie humaine* » encore moins du docteur Schweitzer décrit par Cesbron. Triceps figure la veulerie d'une bourgeoisie honnie par Mirbeau.

Conclusions

Les épidémies racontées dans la littérature

Les épidémies rencontrées dans la littérature sont tout d'abord et majoritairement des affections que nous pourrions qualifier d'anciennes et historiques ce qui n'est guère synonyme de maladies du passé ou maladies oubliées. La peste, le choléra, la lèpre sont des pathologies tout à fait présentes de nos jours. Il s'agit par ailleurs de maladies qui sont soit à diffusion rapide et forte mortalité comme la peste et le choléra, soit à symptomatologie monstrueuse et d'installation progressive telle la lèpre. Ce sont des atteintes qui, pour les deux premières citées, contribuent à des descriptions littéraires hautement dramatiques en raison de la vigueur de leurs ravages, de leurs épouvantables effets démographiques et des séquelles psychologiques qu'elles laissent dans les populations. Dans le cas de la lèpre, épidémie dont les victimes souffrent de difformités et sont condamnées à la séquestration, les auteurs insistent essentiellement sinon exclusivement sur les outrages corporels dont les descriptions frôlent parfois la démesure. La lèpre atteint le visage en enlaidissant de façon épouvantable et il n'est guère besoin d'être grand clerc ni particulièrement perspicace pour deviner les effets psychologiques calamiteux que de telles atteintes avaient chez les victimes du bacille de Hansen. Par contre la mortalité due à la lèpre, faible comparativement aux prélèvements démographiques de la peste et du choléra, ne prête pas aux descriptions littéraires de décimations pratiquement ingérables par les survivants. Peste, choléra et lèpre ne partagent donc pas toutes les mêmes raisons de célébrité mais les trois épidémies effraient, incitent à la fuite et aux débordements sociaux et religieux de toutes espèces.

La tuberculose est une autre affection qui condamnait les malades à l'exclusion. Souvent considérée comme la maladie des romantiques non pas tant parce que Prosper Mérimée, Guy de Maupassant, Edgar Poe, Charlotte et Emilie Brontë sont morts de la tuberculose mais du fait que, touchés par l'affection, ils y ont consacrés des moments de leurs écrits, écrits ne portant pas sur des phénomènes épidémiques car pour cette pathologie sont rapportés essentiellement des cas personnels et non de véritables épidémies. Effectivement on retrouve la notion d'épidémie de tuberculose dans la littérature lorsque les malades sont rassemblés dans des sanatoriums décrits par exemple par Thomas Mann et Alphonse Boudard. Dans le cas de la tuberculose, l'exclusion était la conséquence de décisions médicales (sanatoriums) mais dans les formes solitaires, la maladie progressive et souvent cachée, écartait le malade de la société jusqu'à l'isoler socialement. Les auteurs, particulièrement les romantiques, se sont habituellement limités à une description de la maladie à son stade extrême quand les victimes du bacille de Koch « crachaient le sang », la tuberculose de la littérature est souvent une tuberculose terminale, celle des prodromes de la mort.

Des épidémies anciennes ayant eu des conséquences majeures en terme de dépeuplement il en est deux remarquables car peu présentes dans la littérature, deux dont la rareté littéraire peut surprendre, il s'agit de la variole et de la grippe. En ce qui concerne la première, la vérole qualifiée de petite, l'hypothèse d'une épidémie touchant essentiellement les enfants et faisant quelque part partie de la nature des choses est une explication plausible au fait que les auteurs des siècles précédents aient délaissé l'épidémie de variole comme thème d'intérêt littéral. Par exemple Montaigne qui a eu six enfants en parle peu, pourtant cinq de ses six filles sont mortes jeunes, cela était dans la nature des choses et Montaigne comme les parents de l'époque s'était encore peu attaché à des êtres dont un nombre significatif était destiné à mourir fort jeune. D'ailleurs pour sa part Montaigne enfant ne fut guère traité avec beaucoup d'égards et comme nous le dit Stefan Zweig dans son *Montaigne* :

« *L'enfant* (Montaigne) *est très vite arraché au sein maternel* [...] *et on le confie à des gens de la plus humble condition, de pauvres bûcherons d'un minuscule hameau qui appartient à la Seigneurie de Montaigne* ».

Pareillement on ne peut que s'interroger sur la quasi absence de la grippe, la vraie et non celle des romans fiction aux virus imaginaires, des super-tueurs de science fiction, comme si les vrais virus grippaux ne suffisaient pas à la panoplie des armes naturelles de mortalité massive. La grippe espagnole dans son histoire réelle fournit tous les éléments pour la construction de romans dramatiques et mortifères. La pandémie qui montra aux humains, à la fin du premier conflit mondial, que le virus naturel H1N1 ravageait plus que les armes artificielle n'a pratiquement pas intéressé les hommes et les femmes de lettres. Tout s'est passé comme si la terrible et stupide guerre avait trop imprégné les mémoires des souvenirs du meurtrier désastre, la grippe n'y avait plus sa place.

Il y a une exception majeure à la notion d'ancienneté des épidémies choisies par les auteurs, il s'agit du sida. Le sida fait l'objet d'une littérature abondante, récente, éclose peu de temps après la survenue de l'épidémie. La littérature de la maladie due au VIH a tout d'abord fait florès dans, disons pour simplifier, l'hémisphère nord avant d'atteindre la coupole sud de notre monde où tout l'indique se trouve pourtant l'origine de la maladie. La production littéraire a suivi en miroir la marche de la maladie. En effet ça n'est que plus tard que la littérature de l'hémisphère sud consacrée au sida est apparue. La pandémie de sida survenue au début des années quatre-vingt a généré une littérature nouvelle qui évolue et évoluera avec les changements de la maladie. La littérature du sida, comme l'épidémie a évolué géographiquement et les narrations publiées suivront dans leur contenu les transformations de la maladie dont le pronostic s'est considérablement modifié entre le début des années quatre-vingt et nos jours.

Les ouvrages consacrés au sida explorent pour la plupart, comme d'ailleurs ceux consacrés aux autres épidémies, les problèmes de la contagion, la peur de la mort, des comportements sociaux et religieux ainsi que celui des traitements. Au sujet de la contagion la littérature évoque le problème de la contamination, de sa spécificité d'origine sexuelle et des questions éthiques qu'elle soulève. Les romans concernant les débuts du sida sont connotés de la notion de mort inéluctable pour ceux qui sont atteints. Dans les années quatre-vingt, aux débuts de la maladie sida était synonyme de mort, « *nouvelle, originale et terrible* » selon Hervé Guibert (*À l'ami qui ne m'a pas sauvé la vie*), mort qui était précédée d'une terrible déchéance physique. Il ne fait pas de doute que l'atmosphère de la littérature consacrée au sida changera avec les progrès du traitement antiviral, traitement qui à eu longtemps une réalité expérimentale qui tourmentait les patients. La thérapeutique faite « d'essais » nécessaires aux progrès, c'est ce que disent les médecins, accordait un sursis raconté par Hervé Guibert :

« *C'était une maladie à paliers* [...] *mais dont chaque marche représentait un apprentissage sans pareil, c'était une maladie qui donnait le temps de mourir, et qui donnait à la mort le temps de vivre* [...] ». (*À l'ami qui ne m'a pas sauvé la vie*).

Beaucoup d'épidémies, particulièrement les plus récentes ne sont pas, en tout cas pas encore, l'objet de littérature de fiction. Au contraire les maladies transmissibles et diffusibles de survenues récentes (nouvelles grippes, Ebola, fièvres hémorragiques) ont plutôt prêté à des romans de science-fiction comme si la littérature contemporaine avait besoin du bricolage biologique des microbes pour en faire des chimères plus terrifiantes que nature.

La véracité des épidémies racontées dans la littérature

En préambule de cet ouvrage nous nous proposions de trouver dans la littérature romanesque et accessoirement dans les écritures sacrées des données de vérité, des informations sur les histoires des épidémies absentes des ouvrages didactiques. Les éléments en question ne sont bien entendus pas de nature spécifiquement ou exclusivement médicale, mais plutôt des informations, des détails précisant les contextes tragiques des épidémies expérimentées par les populations le plus souvent dans le désarroi.

Le désarroi peut être le produit du mensonge, du déni. Rieux lisant les affiches trompeuses apposées par la préfecture prenait conscience du déni des autorités

(Camus, *La peste*) et mensonges de l'alcade désirant dissimuler la situation (Camus, *l'État de siège*). Le déni c'est l'ironie parfaite dans *La mort à Venise* (Mann) puisque c'est un bouffon qui ment en annonçant de fausses bonnes nouvelles. Avec le déni le sida devient le syndrome imaginaire pour décourager les amoureux (Djinadou *Mo Gbé*), syndrome dont le refus incite à ne plus prononcer le nom de la maladie (Kincaid, *Mon frère*). Déni également de journaux occidentaux et de médecins gays (Fernandez, *La gloire du paria*).

Les descriptions des maladies épidémiques par les écrivains sont le plus souvent authentiques et incontestables comme la lèpre dans le *Roman de Jaufre*, ou *La saison des pluies* de Greene ainsi que *L'île des oubliés* de Hislop. Certes si la lèpre de Hannon (Salammbô) et la variole de Nana sont chargées de symboles, en terme de vérité clinique, malgré les tableaux paraissant outrés les descriptions ne sont pas de pures créations esthétiques. Flaubert s'était inspiré d'une part de ce qu'il avait vu en Syrie et d'autre part des conseils de Louis Bouilhet (1822-1869) un poète et ami intime qui avait débuté des études de médecine et qui aida et conseilla « techniquement » l'auteur de Madame Bovary[389]. Quand à Zola il possédait avec Henry Céard (1851-1924) un collaborateur à qui il demanda une « *description exacte, scientifique et très détaillée de la petite vérole* », demande à laquelle Céard répondit « *Pour le masque de la femme morte de la petite vérole, je me délèguerai au Musée Dupuytren où des moulages sont certainement exposés*[390] ».

---

[389] Cabanès Jean-Louis. *Le corps et la maladie dans les récits réalistes (1856-1893)*. Thèse de Doctorat d'État de Littérature. 1989 Toulouse 2. Klineksieck 1991. 2 vol 442 p. & 394 p.
[390] P. 118, in Burns Colin. *Lettres inédites à Emile Zola*. Nizet 1958.

La littérature bien informée nous apprend l'existence de léprophiles (Greene *A burnt-out case*). Les prosateurs talentueux nous disent ce qu'est la peste, ce que furent ses désastres historiques (Thucydide, *La guerre du Péloponnèse*), sa mortalité (Camus *La peste*), son ancienneté dans l'histoire des hommes (Chateaubriand, *Mémoires d'outre-tombe*) tout comme le choléra enfanté par la nature dans le delta du Gange et qui atteint Paris (Chateaubriand), le Midi de la France (Giono, *Le hussard sur le toit*) ou Venise (Mann, *La mort à Venise*).

Qui mieux que les auteurs d'ouvrages sur le sida nous livrant des autobiographies explicites ou implicites pour nous éclairer sur l'angoisse et le désarroi des malades, leur consomption lente et inéluctable ainsi que la pénibilité des traitements et des examens constituant une forme d'agression iatrogène. Qui mieux que les auteurs africains pour nous faire prendre conscience de la difficulté d'accès aux médicaments (Dongala, *Photo de groupe au bord du fleuve*), au rôle des travailleuses du sexe et de leurs clients dans la transmission de la maladie sur le continent noir (Bazié, *L'épave d'Absouya*). Les écrivains témoins directs d'épidémie ont tôt pressenti la notion d'immunité et combien était néfaste toute altération de celle-ci (Navarre, *Ce sont des amis que le vent emporte* ; Guibert, *Le protocole compassionnel*). L'immunité de chaque individu étant le soubassement de la démorésilience.

La littérature dénonce que les épidémies génèrent constamment des victimes innocentes, ce sont les malheureux boucs émissaires dont Guillaume de Machaut, Giacomo Léopardi et Louis-Ferdinand Céline nous rappellent l'ancienneté et la modernité.

La contagion est clairement racontée dans la littérature romanesque, la notion de contamination déjà évoquée par Aristote (*Problèmes*) et Ficino - dont les agents contaminants font penser aux particules de Flügge de Diego Vecchio (*Microbes*) – est clairement abordée par Boccace qui suggère la transmission de la peste entre individus, transmission faisant fuir les habitants des villes (Boccace, *Décaméron*), comme fait fuir le choléra (Giono, *Le hussard sur le toit*) ; la crainte de la transmission de la maladie faisant se sauver à l'approche des lépreux (Montherlant, *Les jeunes filles*). La peur de la contagion est racontée par Camus dont *La peste* renvoie « *les individus à leur solitude* », la peur incite à la fuite, on partait vite, loin, et pour le plus longtemps possible (Bordes, *La peste noire* ; Vargas, *Pars vite et reviens tard*).

Nous avons attiré l'attention sur le fait que les écrivains bien mieux que les médecins avaient su raconter les odeurs et les couleurs des épidémies depuis les « miasmes funestes » (Ovide, *Métamorphoses*), celle de glaires (Navarre), celles qui tordent l'estomac (Charland, *Félicité*) toujours abominables (Giono, *Le hussard sur le toit*).

L'odeur, l'oubliée de la médecine conventionnelle, précède et accompagne la mort qui est partout lors des épidémies, brutale, souvent véritable tsunami meurtrier (peste ou choléra) ou tueuse lente mais inflexible (lèpre, sida des débuts de l'épidémie). La mort qui passe laisse des dépouilles innombrables (Chateaubriand, Camus, Bordes, Coupon…). La mort perturbe la raison (De Certeau, *La possession de Loudun* ; Pagnol, *Souvenirs d'enfance…*). On sombre dans la bigoterie extrême ou dans l'hérésie (Blas de Roblès, *Là où les tigres sont chez eux*).

Dans tous les cas les thérapeutes et les hôpitaux sont rarement à leur avantage. Pour guérir on s'en réfère éventuellement aux saints thaumaturges tel saint Roch (Chevallier Romieu) et plus tard aux médicaments du moment (Hislop, Kincaid) et aux hôpitaux modernes (Collard) ou vétustes (Boudard).

En somme la littérature romanesque peut composer un complément précieux de la prose scientifique, mais seulement un complément. En effet il ne nous est pas apparu que par exemple, comme le soutien l'auteur anonyme de l'article paru dans la revue d'une très importante association médicale américaine, la Bible soit un ouvrage de grande exactitude scientifique :

« *Les chercheurs en médecine les mieux informés, auteurs des meilleurs travaux arrivent aujourd'hui à la conclusion que la Bible est un livre d'une grande exactitude scientifique* [...]. *Les choses de la vie, le diagnostic, le traitement et la médecine préventive présentés dans la Bible sont supérieurs, sous le rapport de l'exactitude et la connaissance aux théories d'Hippocrate, bon nombre d'entre elles n'étant pas toujours vérifiées, et d'autres s'étant révélées totalement erronées*[391] ».

Sur le diagnostic et le pronostic des maladies infectieuses épidémiques, la Bible et le Coran nous informent guère mieux qu'Hippocrate et moins bien que n'importe quel recueil médical du XIXeme siècle. Même si Joshua Lederberg pris Nobel de médecine estimait que l'évangile de Matthieu annonçait une épidémie de grippe gravissime nous ne considérons pas les livres pieux comme supérieurs aux ouvrages académiques sous le rapport de l'exactitude. Par ailleurs il est notoire que la

[391] American Medical Association News. July 1967.

Bible ne fait de pratiquement rien en ce qui concerne les moyens thérapeutiques[392]. Les ouvrages littéraires sont par contre un gisement précieux d'informations sur les conditions de survenue, les effets morbides physiques et psychologiques, les retentissements sociaux et religieux des épidémies.

---

[392] P. 71, in Rendle Short A. *The Bible and Modern Medicine. A survey of Health and Healing in the Old and New Testaments*. The Paternoster Press. 1953.

Santé et Médecine

aux éditions L'Harmattan

Dernières parutions

MALADIES AUTO-IMMUNES
Quand notre système de défense nous trahit
Tron François
Le système immunitaire nous protège contre les virus, les bactéries et les parasites. Il peut parfois tourner ses armes contre l'organisme qu'il est censé défendre et y induire des lésions. Les maladies qui en résultent sont dites auto-immunes. Elles sont fréquentes et ensemble constituent la troisième cause de morbidité derrière les maladies cardiovasculaires et cancéreuses. Ce livre parcourt aussi les voies que la recherche emprunte pour corriger les désordres cellulaires et moléculaires observés au cours de chaque maladie auto-immune.
(Coll. Acteurs de la Science, 22.50 euros, 212 p.)
ISBN : 978-2-343-07769-7, ISBN EBOOK : 978-2-336-39806-8

LE DROIT DE LA GÉNÉTIQUE
À la recherche d'une branche du droit
Bricker Guillaume - Préface de Gérald Teboul
En matière de génie génétique, les questions éthiques et polémiques se multiplient à mesure que la technique évolue et embrasse de nombreux sujets : reproduction, OGM, tests génétiques, clonage… Le droit est-il suffisamment en avance pour y répondre ? Cet ouvrage permet de mieux connaître les règles et en assure la promotion, tout en mettant en garde contre les glissements éthiques. Il offre un panorama complet du cadre juridique applicable à la génétique. L'ensemble des textes permet de mieux comprendre les enjeux et quelquefois les limites de la législation.
(Coll. Le Droit aujourd'hui, 65.00 euros, 852 p.)
ISBN : 978-2-343-06705-6, ISBN EBOOK : 978-2-336-39860-0

BIOÉTHIQUE ET TRANSDISCIPLINARITÉ
Brelet Claudine, Patrick Curmi, Fatima Zhora Elkebir, Salwa Hamrouni, Mourad Merdaci - Préface de Christian Byk
Réflexion transdisciplinaire sur les rapports entre les sciences de l'homme et son environnement, cet ouvrage défend une bioéthique ouverte à la société civile. Il reflète les défis moraux auxquels sont maintenant confrontées les biotechnologies, depuis les OGM jusqu'à la PMA. Les chercheurs rappellent que la révolution biotechnologique peut et doit contribuer à améliorer la qualité de la vie, présente

et future. La bioéthique questionne finalement la nature même de l'être humain et offre la perspective d'un nouvel avenir.
(Coll. Cultures et Médecines, 17.00 euros, 154 p.)
ISBN : 978-2-343-07225-8, ISBN EBOOK : 978-2-336-39901-0

TRANSGRESSIONS DES FRONTIÈRES DU CORPS
La chirurgie esthétique
Mitz Vladimir
Les frontières de la chirurgie esthétique délimitent, avec difficulté, une spécialité chirurgicale qui est expansive. Cette chirurgie transgressive dérange les concepts philosophiques du «accepte-toi tel que tu es», elle bénéficie d'innovations tumultueuses telles les homogreffes du visage ou des membres, elle est constamment soumise à l'œil éveillé des médias. Cet ouvrage se propose d'en exposer les facettes en explorant ses mythes, ses bases conscientes et inconscientes et ses limites.
(Coll. Eidos série Retina, 16.50 euros, 156 p.)
ISBN : 978-2-343-07729-1, ISBN EBOOK : 978-2-336-39759-7

VERS LA CÉCITÉ
Un étrange parcours – Récit
Abbadie-Douce Paulette
Dans son précédent ouvrage « Voyage vers la cécité », l'auteur se penchait sur le choc éprouvé à l'annonce du verdict de cette maladie des yeux qui l'affecte : la « DMLA ». Dans ce nouvel ouvrage, elle nous dévoile d'étranges phénomènes qui l'assaillent et la troublent. À la suite de recherches, elle découvre avec stupéfaction que ces phénomènes sont une conséquence prévisible de la maladie des yeux qui l'affecte. Alors pourquoi ce silence autour de ces phénomènes reconnus par les spécialistes ?
(8.00 euros, 50 p.)
ISBN : 978-2-343-07608-9, ISBN EBOOK : 978-2-336-39792-4

MÉDECINE À TRAVERS LES SIÈCLES
Entre rencontres et découverte
Sous la direction de Xavier Riaud
Si la médecine et ses acteurs ont contribué incontestablement au bien-être de l'humanité, les dérives de quelques-uns ou les zones d'ombre amènent inévitablement à une discussion à propos de l'éthique qui doit la régir. Forts de ce postulat, les auteurs de cette collection ont souhaité décrire les avancées et les évolutions des sciences médicales.
(Coll. Médecine à travers les siècles, 19.00 euros, 182 p., Illustré en couleur)
ISBN : 978-2-343-07425-2, ISBN EBOOK : 978-2-336-39465-7

LA DÉPRESSION
Une pathologie à visage multiple
Lamessi Alain - Préfaces du docteur Thierry Malassiné
et du professeur Michel Dieudonné Vohito
Le présent ouvrage tente de présenter les multiples visages de la dépression. Pour cela, Alain Lamessi retrace la longue histoire de cette maladie qui n'a cessé de

se métamorphoser au fil des ans, avant de questionner la problématique de la classification. Passant ensuite en revue les facteurs, corrélats et autres théories, il lève un bout de voile sur la complexité de ce trouble de l'humeur, tout en faisant un détour dans ses spécificités africaines.
(26.50 euros, 270 p.)
ISBN : 978-2-343-06235-8, ISBN EBOOK : 978-2-336-39178-6

SCIENCE ET HUILES ESSENTIELLES
Baumann Alexandre
Les huiles essentielles sont fortes là où les médicaments sont faibles : maux de dos, maladies cardiovasculaires, infections chroniques, anxiété « ordinaire »... Cela est étayé par de nombreuses études scientifiques. Pourtant elles continuent à être vues comme de simples substances agréablement odorantes. Ce livre combat cette injustice en détaillant une centaine d'études scientifiques démontrant de réels effets thérapeutiques.
(17.50 euros, 172 p.)
ISBN : 978-2-343-07469-6, ISBN EBOOK : 978-2-336-39322-3

LA MALTRAITANCE DES PERSONNES ÂGÉES
L'envers du décor
Sauveur Yannick - Postface de Pascal Lardellier
Ce livre interroge les causes de la maltraitance des personnes âgées. L'auteur cible les responsabilités de l'État et la faiblesse des moyens mis au service des personnes âgées. Il offre ainsi une réflexion sur le jeunisme, l'âgisme et la société marchande. Fort de son expérience du milieu médicosocial, l'auteur apporte un éclairage original sur l'envers du décor, les personnels maltraités. De nombreux témoignages illustrent son propos.
(Coll. Des Hauts et Débats, 19.00 euros, 186 p.)
ISBN : 978-2-343-07283-8, ISBN EBOOK : 978-2-336-39357-5

ACCOMPAGNER LA VIE JUSQUE-LÀ
Feroumont Bernadette - Préface de Gabriel Ringlet
Ouvrir ce livre, c'est plonger dans l'univers de l'accompagnement de la fin de vie et comprendre combien des attitudes simples et spontanées peuvent compter pour le patient, l'entourage ou l'équipe soignante. Les récits parlent de tendresse et de moments heureux, mais aussi de tristesses, de colères, d'injustices. Ouvrir ce livre, c'est aussi découvrir que le temps nous rappelle l'urgence de savourer la vie : il nous invite à porter sur nos rencontres et nos gestes un regard intérieur qui leur donnera du sens.
(Coll. Encres de vie, 16.50 euros, 162 p.)
ISBN : 978-2-336-30839-5, ISBN EBOOK : 978-2-336-39254-7

LES ÎLES DÉSERTES
Avela Guilloux, Rébecca Stella
Léa a 9 ans. Un jour, elle découvre qu'elle est diabétique. À partir de ce moment-là, sa vie change, devient compliquée. Elle doit faire face à sa colère, ses propres peurs, à un traitement difficile, à des contraintes auxquelles elle ne s'attendait pas, aux réflexions pas toujours délicates de son entourage. Léa va devoir apprendre

à vivre avec ce diabète, cette « sale bête » qui l'accompagne désormais. Dans son imaginaire d'enfant, Léa devient Super Léa, une super-héroïne du quotidien, une dompteuse... La « sale bête » n'a qu'à bien se tenir ! «Écrite par deux mères d'enfants qui souffrent de ce mal, la pièce a des accents de vérité d'autant plus convaincants que le rôle de la fillette est endossé par Rébecca Stella, l'une des mamans qui est de surcroît une comédienne d'une subtile envergure.» (Pariscope). «Un joli spectacle.» (www.froggydelight.com)
(15.00 euros) ISBN : 978-2-336-2-97408

SE LIBÉRER D'UNE ADDICTION SANS DROGUE
Baclofène et boulimie : une expérience
Goffart Claude
Ce livre retrace l'itinéraire d'une «toxico de la bouffe», aidée dans son combat par l'usage du baclofène, molécule ancienne redécouverte par un professeur alcoolique. Elle s'avère efficace pour supprimer l'envie irrésistible qui mène à la bouteille mais semble aussi apte à aider les boulimiques. Décrit dans ces pages, ce traitement demande surtout de la ténacité et un travail sur soi attentif mené avec un thérapeute et en lien avec une association dédiée aux utilisateurs de ce traitement.
(20.50 euros, 198 p.)
ISBN : 978-2-343-06233-4, ISBN EBOOK : 978-2-336-38817-5

AUTISME
Le sacrifice invisible
Trajectoires des familles et regards croisés des professionnels
Jean-Bart Christiane
Malgré des évolutions positives dans l'accompagnement des enfants autistes, l'auteure sort de l'institution et va à la rencontre des familles. Retracer leurs trajectoires lui semble indispensable à la compréhension de l'environnement de l'enfant autiste. Il s'agit d'avoir une vision globale de l'enfant autiste, de prendre en compte tout ce qui influe sur lui dans des cadres comme l'institution qui le prend en charge, sa famille, l'école, son voisinage...
(Coll. Réseau Tessitures, 25.00 euros, 256 p.)
ISBN : 978-2-343-06565-6, ISBN EBOOK : 978-2-336-38662-1

FRAGMENTS POUR UNE HISTOIRE DE LA GÉRONTOLOGIE (Volume 1)
OAREIL
Ce livre raconte avec force anecdotes la naissance de l'action gérontologique : les errements, les oppositions et les luttes des acteurs qui ont ouvert cette voie nouvelle. Ce tome rassemble les entretiens individuels de ces femmes et hommes, pionniers chacun dans leur domaine. Ils narrent leurs parcours, leurs rencontres, la manière dont ils s'y sont pris pour construire pas à pas des actions, des services, des organisations sur des terrains en friche.
(Coll. La gérontologie en actes, 23.50 euros, 220 p.)
ISBN : 978-2-343-06908-1, ISBN EBOOK : 978-2-336-38920-2

L'HARMATTAN ITALIA
Via Degli Artisti 15; 10124 Torino
harmattan.italia@gmail.com

L'HARMATTAN HONGRIE
Könyvesbolt ; Kossuth L. u. 14-16
1053 Budapest

L'HARMATTAN KINSHASA
185, avenue Nyangwe
Commune de Lingwala
Kinshasa, R.D. Congo
(00243) 998697603 ou (00243) 999229662

L'HARMATTAN CONGO
67, av. E. P. Lumumba
Bât. – Congo Pharmacie (Bib. Nat.)
BP2874 Brazzaville
harmattan.congo@yahoo.fr

L'HARMATTAN GUINÉE
Almamya Rue KA 028, en face
du restaurant Le Cèdre
OKB agency BP 3470 Conakry
(00224) 657 20 85 08 / 664 28 91 96
harmattanguinee@yahoo.fr

L'HARMATTAN MALI
Rue 73, Porte 536, Niamakoro,
Cité Unicef, Bamako
Tél. 00 (223) 20205724 / +(223) 76378082
poudiougopaul@yahoo.fr
pp.harmattan@gmail.com

L'HARMATTAN CAMEROUN
BP 11486
Face à la SNI, immeuble Don Bosco
Yaoundé
(00237) 99 76 61 66
harmattancam@yahoo.fr

L'HARMATTAN CÔTE D'IVOIRE
Résidence Karl / cité des arts
Abidjan-Cocody 03 BP 1588 Abidjan 03
(00225) 05 77 87 31
etien_nda@yahoo.fr

L'HARMATTAN BURKINA
Penou Achille Some
Ouagadougou
(+226) 70 26 88 27

L'HARMATTAN SÉNÉGAL
10 VDN en face Mermoz, après le pont de Fann
BP 45034 Dakar Fann
33 825 98 58 / 33 860 9858
senharmattan@gmail.com / senlibraire@gmail.com
www.harmattansenegal.com

L'HARMATTAN BÉNIN
ISOR-BENIN
01 BP 359 COTONOU-RP
Quartier Gbèdjromèdé,
Rue Agbélenco, Lot 1247 I
Tél : 00 229 21 32 53 79
christian_dablaka123@yahoo.fr

Achevé d'imprimer par Corlet Numérique - 14110 Condé-sur-Noireau
N° d'Imprimeur : 133176 - Dépôt légal : octobre 2016 - *Imprimé en France*

www.ingramcontent.com/pod-product-compliance
Lightning Source LLC
LaVergne TN
LVHW011306061026
849535LV00005B/1429